主审 孙则禹

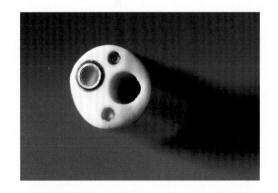
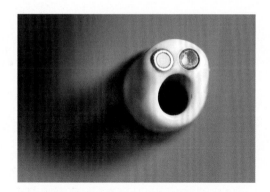
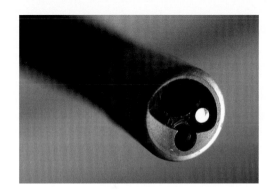
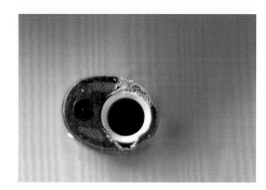

实用输尿管软镜技术

Flexible Ureteroscope Technology

主编 顾晓箭 徐彦

副主编 吕建林 朱清毅 刘军 周伟民

U0395934

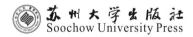

苏州大学出版社

Soochow University Press

图书在版编目(CIP)数据

实用输尿管软镜技术 / 顾晓箭,徐彦主编. —苏州:
苏州大学出版社,2015.7
ISBN 978-7-5672-1411-8

Ⅰ. ①实… Ⅱ. ①顾… ②徐… Ⅲ. ①内窥镜-应用
-输尿管疾病-泌尿系统外科手术 Ⅳ. ①R699.4

中国版本图书馆 CIP 数据核字(2015)第 144010 号

实用输尿管软镜技术

顾晓箭　徐　彦　主编

责任编辑　倪　青

苏州大学出版社出版发行
(地址:苏州市十梓街1号　邮编:215006)
苏州工业园区美柯乐制版印务有限责任公司印装
(地址:苏州工业园区娄葑镇东兴路7-1号　邮编:215021)

开本 787 mm×1 092 mm　1/16　印张 12　字数 285 千
2015 年 7 月第 1 版　2015 年 7 月第 1 次印刷
ISBN 978-7-5672-1411-8　　定价:60.00 元

苏州大学版图书若有印装错误,本社负责调换
苏州大学出版社营销部　电话:0512-65225020
苏州大学出版社网址　http://www.sudapress.com

实用输尿管软镜技术

编 委 会

序

三年前，中华医学会华东地区结石防治基地在结石防治方面做了承前启后的工作，开始编写《实用输尿管软镜技术》一书。三年，孕育着破茧冲出的力量！使得这部书终于诞生了。三年，也许只是年轮的重复，但对以顾晓箭为首的中华医学会华东地区结石防治基地团队来说，他们却一直为能普及输尿管软镜技术的梦想而奋斗！

尽管输尿管软镜技术已在中国开展多年，但尚未能得到普及。关于介绍输尿管软镜技术的专著也较少。由此顾晓箭等主编的《实用输尿管软镜技术》一书有很重要的现实意义与实用价值。本书介绍了输尿管软镜的研发历程、输尿管软镜的构造特点，以及软镜设备的易损原因及减损对策。尤其，本书从临床实用角度详细述说了输尿管软镜碎石的实用技术、输尿管软镜手术的操作程序和手术并发症的预防与处理等，对广大泌尿外科医师的临床工作提供了有益的经验。

此外，本书亦是中华医学会华东地区结石防治基地的一部很好的培训教材。我祝贺本书的出版，也感谢作者的辛勤劳动。

孙则禹

二〇一五年五月廿七日

前言 | PREFACE

20世纪 60 年代末,日本 Olympus 公司制造出第一条纤维输尿管软镜。1964 年,马绍尔(Marshall)首次报道了这种新型软镜在泌尿学领域的应用,并用此镜进入了肾集合系统内,观察到了肾结石。由于该输尿管镜较粗(F9),工作通道较细,且没有有效碎石设备的配套,手术成功率较低,未得到推广。输尿管软镜发展史上的一次历史性的突破是电子输尿管软镜的诞生。2004—2006 年美国 Gyrus ACMI 公司制作出了第一支电子输尿管软镜(Invisio DUR D),随后 Olympus 和 Storz 公司分别推出了 URF - V 型和 FLEX XC 型电子输尿管软镜。此后,随着 CCD 技术的进步,电子内镜得到不断改进,并且伴随碎石和取石设备的研发及改进,尤其是超细钬激光光纤的问世及应用,输尿管软镜在治疗肾结石方面的优势日益突出,大有取代经皮肾镜碎石术的趋势。

尽管输尿管软镜技术已在中国开展多年,但尚未能得到普及,关于介绍输尿管软镜技术的专著也较少,本书编写的主要目的是为泌尿外科临床医师提供一定的理论指导,以及具有较强实用性的软镜技术。本书编写的原则是以循证医学为基础,以实用为根本,编写的资源来自于我们 10 余年来使用输尿管软镜的临床经验。《实用输尿管软镜技术》一书,分为上、中和下篇,共十五章。上篇主要介绍了输尿管软镜及辅助器械,从输尿管软镜的发展历程、输尿管软镜的构造特点及输尿管软镜的辅助器械等几方面进行了阐述。中篇重点介绍了输尿管软镜设备的易损原因与减损对策。下篇从临床实用角度介绍了输尿管软镜碎石技术的应用,包括输尿管软镜手术径路的解剖标志、输尿管软镜的镜下视野特点、软镜手术的适应证与禁忌证、影响输尿管软镜手术的决策要素、输尿管软镜手术的操作程序、CT 三维成像评估肾下盏结石的价值、复杂性尿结石的输尿管软镜治疗、手术并发症的预防与处理、围手术期护理及输尿管软镜的清洗灭菌与保养等方面。此外在第十章还重点阐述输尿管软镜的五类实用技术,如双导丝技术、置鞘技术、无鞘进镜技术、持镜技术及碎石技术。

本书以各级泌尿外科医师及相关研究人员为读者对象,也可用于医学院校学生的课外学习;同时为中华医学会华东地区结石防治基地的培训教材。书中难免有错误,还望读者批评指教。

顾晓箭

2015 年 1 月 28 日

目 录 | CONTENTS

上篇　输尿管软镜及辅助器械

第一章　输尿管软镜的发展历程 ······················· 3
　　第一节　输尿管软镜的起源 ······················· 3
　　第二节　输尿管软镜的发展 ······················· 6
第二章　输尿管软镜的构造特点 ······················· 10
　　第一节　纤维软镜的构造原理 ····················· 12
　　第二节　电子软镜的构造原理 ····················· 14
　　第三节　不同输尿管软镜的比较 ··················· 16
　　第四节　镜鞘可抛弃型组合式输尿管软镜 ··········· 22
第三章　输尿管软镜的辅助器械 ······················· 26
　　第一节　输尿管通道鞘 ··························· 26
　　第二节　钬激光及光纤 ··························· 29
　　第三节　取石器械 ······························· 35

中篇　输尿管软镜的损耗与减损对策

第四章　输尿管软镜的易损原因 ······················· 43
　　第一节　输尿管软镜的结构因素 ··················· 43
　　第二节　输尿管通道鞘因素 ······················· 46
　　第三节　光纤及激光能量因素 ····················· 47
　　第四节　肾脏解剖与结石因素 ····················· 49
　　第五节　软镜日常维护中的因素 ··················· 50
第五章　输尿管软镜设备的减损对策 ··················· 51
　　第一节　软镜的设计改良与配件应用 ··············· 51
　　第二节　软镜操作中的减损对策 ··················· 52
　　第三节　软镜维护保养中的减损对策 ··············· 53

下篇　输尿管软镜技术的应用

第六章　输尿管软镜手术径路的解剖标志 ···················· 61
　　第一节　尿道、膀胱径路的解剖标志 ···················· 61
　　第二节　输尿管径路的解剖标志 ······················ 62
　　第三节　肾脏集合系统的解剖标志 ···················· 65
第七章　输尿管软镜的镜下视野特点 ···················· 69
　　第一节　输尿管软镜与膀胱镜的视野差别 ················ 69
　　第二节　输尿管软镜的视野特点与调整 ················· 70
第八章　输尿管软镜手术的适应证与禁忌证 ················ 72
　　第一节　逆行输尿管软镜肾内手术（RIRS）的适应证 ········· 72
　　第二节　输尿管软镜治疗上尿路结石的适应证 ············· 72
　　第三节　肾结石的治疗选择 ······················· 73
　　第四节　输尿管软镜手术的禁忌证 ···················· 75
第九章　影响输尿管软镜手术的决策要素 ················· 76
　　第一节　输尿管解剖与病理因素 ······················ 76
　　第二节　结石负荷因素 ·························· 76
　　第三节　碎石的效能 ··························· 78
　　第四节　影响清石率的因素 ······················· 78
　　第五节　术前双 J 管的置入 ······················· 80
第十章　输尿管软镜手术的操作程序 ···················· 81
　　第一节　基本操作与步骤解析 ······················ 81
　　第二节　输尿管软镜手术操作技巧 ···················· 90
　　第三节　输尿管扭曲与狭窄的腔内处理技巧 ·············· 102
第十一章　CT 三维成像评估肾下盏结石的价值 ·············· 109
第十二章　复杂性尿路结石的输尿管软镜治疗 ·············· 113
　　第一节　概述 ····························· 113
　　第二节　肾盏憩室内结石 ························ 115
　　第三节　肾盏完全或部分闭锁伴结石 ················· 122
　　第四节　鹿角形结石 ·························· 127
　　第五节　马蹄肾结石 ·························· 133
　　第六节　盆腔异位孤立肾 ························ 135
　　第七节　困难输尿管条件下的软镜手术 ················ 137
　　第八节　感染性结石（孤立肾） ···················· 141
　　第九节　尿流改道术后并发尿路结石 ················· 144
　　第十节　儿童肾结石 ·························· 147

第十三章　输尿管软镜手术并发症的预防与处理 ································· 149

　　第一节　术中并发症探讨 ··· 149

　　第二节　术后早期并发症探讨 ··· 152

　　第三节　术后晚期并发症探讨 ··· 153

第十四章　输尿管软镜手术的围手术期护理 ······························· 155

　　第一节　术前准备 ··· 155

　　第二节　手术室内的护理配合 ··· 158

　　第三节　术后处理及护理 ··· 159

　　第四节　术后排石治疗 ··· 161

　　第五节　输尿管软镜手术留置双 J 管问题 ································ 165

第十五章　输尿管软镜的清洗灭菌与保养 ································· 166

　　第一节　输尿管软镜的清洗流程与方法 ··································· 166

　　第二节　输尿管软镜的灭菌流程与设备 ··································· 171

　　第三节　输尿管软镜的保养 ··· 172

参考文献 ·· 174

上篇

输尿管软镜及辅助器械

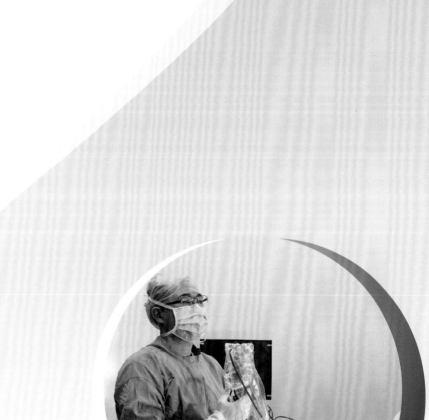

第一章　输尿管软镜的发展历程

第一节　输尿管软镜的起源

　　输尿管软镜是内窥镜的一种类型。其真正的发展起于近代，一般可将其发展阶段分为硬管式内窥镜、半可屈式内窥镜、纤维内窥镜、超声与电子内窥镜等阶段。内窥镜所使用的光源从最初原始光源发展到电热丝和小灯泡光源以及现代的纤维光学和冷光源。临床上根据内窥镜镜身能否改变方向进行分类，分为硬质镜和弹性软镜两种。硬质镜（rigid endoscope）为棱镜光学系统，其最大优点是成像清晰，可配多个工作通道，选取多个视角。弹性软镜（flexible endoscope）为光导纤维光学系统，其最大特点是镜头部分可被术者操纵而改变方向，扩大了应用的范围，但成像效果不如硬质镜好。按内窥镜的功能又可将内窥镜分为单功能镜及多功能镜。

　　回溯输尿管软镜的发展史，最早可追溯至公元前300年古希腊医生希波克拉底（Hippocratic）曾描述过的一种直肠诊视器，该诊视器与我们今天所用的器械十分相似。类似的诊视器还发现于庞培遗迹（Pompeii，意大利古都，公元79年火山爆发，全城淹没），这些诊视器曾被用于窥视阴道与子宫颈，检查直肠，并用于检视耳、鼻腔。当时进行这些检查时利用的是自然光线。

　　输尿管软镜起源于膀胱镜。1806年，德国法兰克福的勃席尼（Phillipp Bozzini）制成了世界上第一台用蜡烛照明的膀胱镜（图1-1）。膀胱镜的发明才是内窥镜真正开始的时代。勃席尼所制成的膀胱镜是由一花瓶状光源、一根蜡烛和一系列镜片组成的，他将其称为导光器（lichtleiter）。尽管导光器从没有用于人体，但是勃席尼仍被誉为第一个内窥镜的发明人。在勃席尼发明膀胱镜20年后的1826年，法国著名泌尿外科医生希格拉对勃席尼的膀胱镜进行了改进。希格拉使用两根蜡烛，为了聚集和增加蜡烛的光线，他在此装置上增加了一个倾斜的镜片，同时增加了一个较大的锥形反射镜（使更多的光线聚集到感兴趣的部位），为了减少光线的发散，希格拉将管道内涂成黑色，并采用橡皮导管取代金

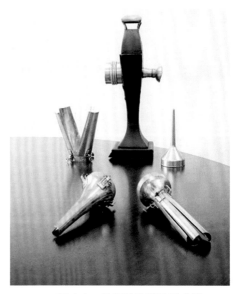

图1-1　勃席尼发明的导光器

属导管,以减少对人体的损伤。

1835 年,"内窥镜之父"法国外科医生德索米奥(Antoine Jean Desormeaux)使用煤油灯作为光源,通过镜子折射观察膀胱的情况(图 1-2)。德索米奥第一次将导光器运用于人体,因此他被许多人誉为"内窥镜之父"。此后,德国人考思曼(Kussmaul)受到艺人吞剑表演的启发,于 1868 年试制出第一台硬质管式内窥镜,采用德索米奥燃油灯,并将该内窥镜置入一专业吞剑演艺者的食管和胃内进行观察。

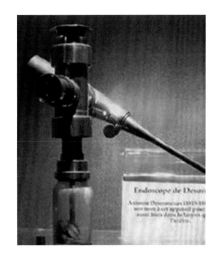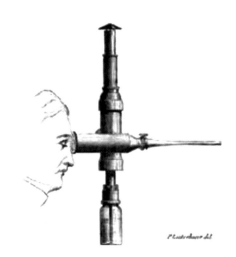

图 1-2　德索米奥发明的内窥镜

对内窥镜的光源进行真正变革的是波兰布雷斯劳的牙医布鲁克(Bruck)。1867 年,他用电流使铂丝环过热发光,并以它作为光源来观察患者的口腔,因而称得上是使用内光源的第一人。后来他又发展了一种水冷装置,以避免过热的铂丝灼伤组织。

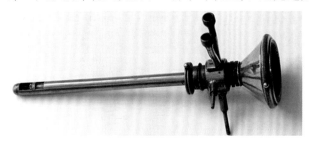

图 1-3　尼采制成的内窥镜

1876 年,柏林泌尿外科医生尼采(Nitze)制成了第一个含光学系统的内窥镜,该内窥镜采用的是布鲁克的照明方式,其前端有一个棱镜,并增加了透镜视野的清晰度(图 1-3)。另外,尼采在膀胱内应用循环冰水以避免热灼伤,同时引入操作管道,通过该管道可以插入输尿管探针进行操作。尼采被认为是现代膀胱镜的创始人,他在将膀胱镜兼用为治疗工具上也有很多创新。尼采也是史上第一个进行内窥镜下膀胱取石和膀胱肿瘤治疗的医生,共报道了 150 例膀胱肿瘤的内窥镜治疗,其中只有 1 例死亡,20 例复发。

1879 年,在尼采的技术基础上,莱特(Joset Leiter)在镜体接物镜前加上直角三棱镜,初步解决了管状视野的限制。该镜后来被称为 Nitze-Leiter 膀胱镜,1879 年因而被认为是膀胱镜问世的年代。Nitze-Leiter 膀胱镜所成的像仍是反像,医生需要较长的学习周期。后来,美国纽约的伯格尔(B. Berger)医生在 Nitze-Leiter 膀胱镜系统中加入一个额外的棱镜,将成像置正,这一设计极大地提高了内窥镜的使用价值,这种膀胱镜成为此后60多年来膀胱镜的标准设计。1897年,阿尔巴兰(Albarran)又在通道的端部设置了操纵杠杆。另外一项重要的进展是,为了保持膀胱镜检查时视野清晰,在膀胱镜上增添了冲洗系统。

1880年,著名科学家爱迪生发明了白炽灯。3年后,苏格兰格拉斯哥的纽曼(Newman)用小型白炽灯替换了原膀胱镜中照明所用的电热丝。1887年,地特耳(Dittell)将灯泡置于膀胱镜的最前端,这种照明系统成为那一时期内窥镜所采用的标准方式。1889年,罗彻(Boisseau du Rocher)介绍了一种目镜可与外壳分开的内窥镜,通过外壳还可使用不同的透镜系统。1894年,鲍利克(Pawlik)发明了膀胱镜的摄片方法。1895年,卡尔佩(Carpe)研制出可用于输尿管插管的膀胱镜。此外,1897

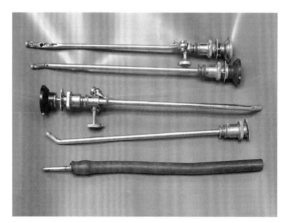

图1-4 立利格柏膀胱镜

年Albarran及Wosidlo等相继研制出可同时进行双侧插管的内窥镜。1908年,立利格伯(Ringleb)设计了新的光学系统,将成像置正,使内窥镜的视野更加清晰,并研制出可观察不同角度视野的观察镜及膀胱镜(图1-4)。此后,霍华德-凯利(Howard Kelly)报道了使用膀胱镜进行相关检查及输尿管插管(图1-5)。

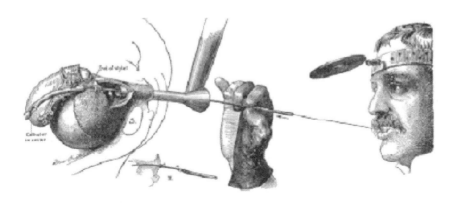

图1-5 霍华德-凯利应用膀胱镜检查

(霍华德-凯利:《肾脏、输尿管和膀胱疾病》,1914年版)

膀胱镜关键技术的进步,为以后输尿管软镜的诞生奠定了基础。输尿管镜技术的发展是膀胱镜技术在上尿路的延伸。现代泌尿外科之父休·杨(Hugh Hampton Young)在1912年第一次使用了"输尿管镜"。他在一位两个月大男婴身上用9.5 F儿童膀胱镜观察因后尿道瓣膜导致扩张的输尿管,并一直观察到肾盂内的肾盏。然而在之后的30年内,输尿管镜检查方法并没有什么进展。历史上,软性输尿管镜的应用要早于硬性输尿管镜。

第二节　输尿管软镜的发展

一、输尿管软镜的诞生(1964年)

最初的内窥镜是用硬质管做成的,虽然后来逐渐有所改进,但内窥镜自发明100年后,仍然未能被广泛使用。20世纪50年代,人们开始用软质管制作内窥镜,它能在人体内的拐角处轻易地弯曲,因而受到研究者的重视。

现代输尿管镜起于光学纤维的发展。自1900年光学纤维开始发展以来,英国贝尔德(John Logie Baird,1927)首先用它来传导光线。1930年,德国拉姆(Lamm)提出可以用细的玻璃纤维束在一起传导光源,并设想用玻璃纤维束制作软性胃镜。他曾与申德勒(Schindler)合作试制,因纤维间的光绝缘没解决而未成功。荷兰的Heel及美国的Brien在纤维上加一被覆层,解决了纤维间的光绝缘问题。1954年,英国的霍普金斯(Hopkings)及卡帕尼(Kapany)研究了纤维的精密排列,有效地解决了纤维束的图像传递,为纤维光学的应用奠定了基础(图1-6)。

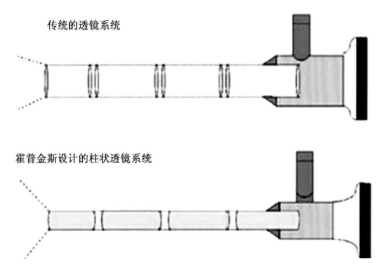

图1-6　传统的透镜系统与霍普金斯设计的柱状透镜系统

1957年,科第斯(Curtiss)和希思乔威(Hirschowitz)把大量的玻璃纤维芯合成一束,并在末端把这些纤维融合在一起,以便使它们根据自身的长度独立活动,就此造就了第一支软质内窥镜(图1-7)。美国人希思乔威是首位在人身上进行光导纤维内窥镜试验并且发表了用纤维内窥镜检查的论文。他制作出了纤维软镜原型(图1-8)。从此具有"冷光源"之称的光导纤维应用于内窥镜。

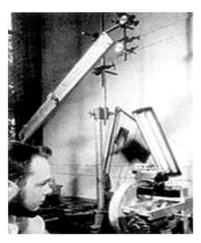

图 1-7 科第斯和希思乔威研制的第一支软质内窥镜

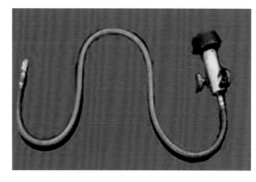

图 1-8 纤维软镜原型(1957)

1960 年 10 月,美国膀胱镜制造公司(ACMI)向希思乔威提供了第一支商业纤维内窥镜(图 1-9),在一输尿管切开手术中应用该 F9 的纤维软镜术中,输尿管软镜经输尿管切开处进入肾盂并检查有无结石,但该软镜头部无法偏转,且无工作通道。此后,1962 年,麦戈文(McGovern)和威尔卡(Walzak)首次开展经尿道的输尿管软镜手术。该操作中,F9 纤维软镜由 F26 McCarthy 镜鞘经尿道进入左侧输尿管检查输尿管结石。

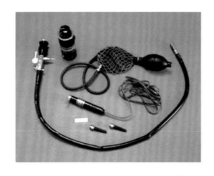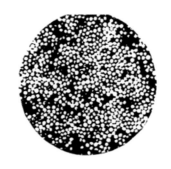

图 1-9 首支商业纤维内窥镜

20 世纪 60 年代,日本 Olympus 公司制造了第一支输尿管软镜(图 1-10)。1964 年,马绍尔(Marshall)首次报道了这种新型软质内窥镜在泌尿学领域的应用,用此镜从尿道到膀胱,然后由膀胱经输尿管口进入输尿管,并逐渐从下段到上段直至肾内,完成了整个泌尿系统管道内的观察工作,并且观察到结石。这标志着输尿管软镜的诞生。

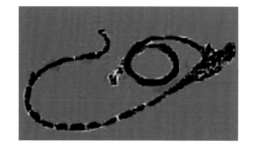

图 1-10 输尿管软镜

二、输尿管软镜的发展与停滞(20 世纪 60 年代至 20 世纪 90 年代)

尽管在 20 世纪 60 年代,第一支输尿管软镜已诞生,但由于其入水量以及窥镜的清晰度较差,软镜工作通道较少,使得输尿管软镜在处理有关上尿路疾病的实际意义上受到影响,而只能局限于对泌尿系统的检查。1964 年,日本成功研制纤维内窥镜的活检装置,这种取活检的特别活检钳能够进行合适的病理取材,而且危险性小。1967 年,日本开始研究放大纤维内窥镜以观察微细病变。1968 年,日本的高木涉(Takagi)等首次报道用真正意义上的经尿道纤维输尿管软镜技术来检查上尿路。他们开发了一长 70 cm 的 8 F 纤维可视内窥镜来检查患者的肾盂和肾乳头。但这些早期的输尿管软镜头部无法偏转,也无工作通道,因而仅能用于上尿路的检查。

尽管日本高木涉和麻生(Aso)在 1970 年的国际泌尿外科年会上发表了多篇论文,但未引起泌尿外科医生的重视。此后一段时间内陆续有使用软镜的报道,但由于其本身的缺陷以致未能广泛应用。直到 20 世纪 80 年代,芝加哥大学的 Bagley 和同事们才将灌注通道和操作通道整合到输尿管镜中,但是其灌注系统仍很局限,功能仍主要局限在检查。此后,随着光学系统、头端偏转技术、操作通道的不断发展和改进,美国 Gyrus ACMI 公司和美国 Wolf 公司分别推出了具有显著特色的 DUR8-E 型和 Cobra 型纤维输尿管软镜。其中 DUR8-E 型首次将次级主动偏转融入输尿管软镜的设计中,实现同一平面的双向偏转;而 Cobra 型为一款 6/9.9 F 的输尿管软镜,它首次采用双工作通道(2×3.3F)。这些技术的进步,使得输尿管软镜的视角更大,操作更灵巧,可以有部分治疗功能。

1977 年,德国人古德曼(Goodman)和里昂(Lyon)首次使用输尿管硬镜,证明了硬镜进入输尿管的可行性。1980 年,Perez-Castro 成功制造了第一支 F11 的半硬质输尿管镜,并用此镜进行了输尿管检查和取石。从此,输尿管硬镜得到较快发展,但此后的 15 年,输尿管软镜却并无进展,很少在临床上用于泌尿系统疾病的治疗。

三、输尿管软镜的变革(20 世纪 90 年代末至今)

在 20 世纪 90 年代以前,输尿管软镜主要在诊断方面得到了有限的应用,很少应用于泌尿外科治疗方面。直到 1995 年钬激光系统的出现,加上日本 Olympus 公司以及美国 Gyrus ACMI 和 Wolf 公司进一步对纤维输尿管软镜做了改进(这种改进主要体现在软镜操作的灵活性、工作通道的实用性、镜头旋转角度的多样性)之后,在输尿管软镜下,应用钬激光系统可以治疗结石、肿瘤、新生物等,这种结合促使了输尿管软镜应用的一次革命性变革。但是,这些变革仍然受限于纤维输尿管软镜本身。

输尿管软镜发展史上另一次历史性的突破出现在 21 世纪初,即电子输尿管软镜的诞生。2006 年 9 月,美国空军首次将空战演练仪的成像技术应用于输尿管镜,称为数字化电子输尿管软镜技术。这一装置上安装了金属氧化物半导体远端的传感器(CMOS),一个发光二极管(LED)和一个可以使变焦能力增强的数字处理器。2004—2006 年,美国 Gyrus ACMI 公司制作出了第一支电子输尿管软镜(Invisio DUR D),随后 Olympus 和 Storz 公司分别推出了 URF-V 型和 FLEX XC 型电子输尿管软镜。电子内窥镜主要由内镜、电视系统信息中心和电视监视器三个主要部分组成。它的成像主要依赖于镜身前端装备的电荷耦合器件(charge coupled device,CCD),而后者就像一台微型摄像机将图像经过图像处理器处理后,显示在电视监视器的屏幕上。

电子内窥镜的构成除了内镜、电视信息系统中心和电视监视器三个主要部分外,还配备一些辅助装置,如录像机、照相机、吸引器以及用来输入各种信息的键盘和诊断治疗所用的各种处置器具等。与传统的纤维内窥镜相比,电子软镜图像更清晰,色泽逼真,分辨率更高,同时避免了光导纤维易于折断、导光亮度易于衰减、图像放大易于失真等缺点。随着 CCD 技术的进步,相关的碎石和取石设备的研发及改进,尤其是超细钬激光光纤的问世及应用,输尿管软镜在治疗肾结石方面显示出日益突出的优势——安全、便捷、高效,大有取代经皮肾镜碎石术的趋势(图 1-11、图 1-12)。

此外,德国铂力(Polyscope)可拆卸组合式输尿管软镜,将摄像光纤成像系统等核心部件设计成独立分体部分,这种新型分体式组合输尿管软镜操作简便、视野清晰,镜身内镜套管等易损件可以随时拆卸、组装、更换,增加了软镜的耐用性(图 1-13)。

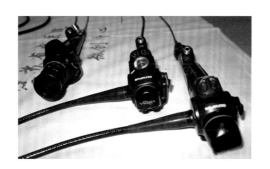 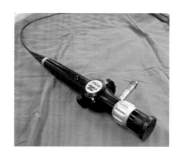

图 1-11　Olympus 光纤输尿管软镜及电子输尿管镜

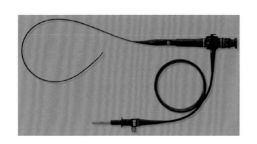 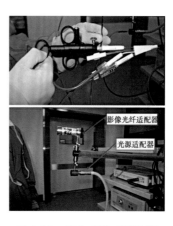

图 1-12　纤维输尿管软镜　　　　图 1-13　组合式输尿管软镜

第二章　输尿管软镜的构造特点

　　尽管硬性输尿管镜开启了治疗上尿路疾病的可能性,柱状透镜系统使得光学成像效果不断提高,但硬性输尿管镜不可弯曲的特点使其无法通过解剖及进入肾盂肾盏系统。在碰到复杂病例时,虽然经验丰富的医生能够扩展硬性输尿管镜的使用,但在这些操作中,医生必须非常谨慎,稍不注意就可能造成组织损伤;输尿管镜本身也可能因弯曲而被损坏。因此,硬性输尿管镜一般不用于肾盂肾盏部位疾病的治疗。对于这些部位的疾病,就需要具有连动转向特性的输尿管镜,这种输尿管镜还必须有相当的灵活性和主动弯曲性,以免损伤肾脏和输尿管。

　　1961 年,马绍尔首次描述了输尿管软镜的应用。早期的输尿管软镜仅用作诊断。随着软镜工作通道的出现,输尿管软镜具备了真正的治疗用途。此后的几代输尿管软镜的镜身直径越来越细,末端主动偏转角度也越来越大,某些输尿管软镜末端除具有初级主动偏转功能外,还具备了次级偏转功能。次级偏转系统的主要设计目的是使输尿管软镜能够进入肾盏(主要是肾下盏)后还可以进行一次同平面内的更小弯曲半径的反向弯曲,从而减少手术盲区,但是过于复杂的弯曲控制系统明显降低了软镜的耐用性。近年来,随着光学、材料、电子,特别是数字技术的发展,新一代的软镜较以往的输尿管软镜具有无可比拟的优势,即更广、更清晰的手术视野,更大的偏转弯曲度及更好的耐用性。

　　未来输尿管软镜会如何发展?站在泌尿科临床医生的角度,我们希望使用的输尿管软镜在具有足够清晰视野的同时无操作盲区,可以到达肾内集合系统的任何角落,并且操控简单而耐用。如同数码照相机最终替代了胶片照相机,电子化、数字化一定是输尿管软镜的发展趋势并将最终替代光学纤维镜;在工作通道直径不变的条件下软镜将愈加纤细,研制新式的三维空间内的次级主动偏转系统,软镜末端可以向第一个弯曲平面的垂直面主动偏转,从而使得软镜进入大盏内的垂直盏成为可能,真正做到无盲区操作;3D 影像技术应用于输尿管软镜系统,肾内的影像 3D 化,不仅给术者提供了逼真的三维影像,而且可以结合术前的CTU 数据,实现手术中摆脱 X 线的定位与导引。

　　全面了解输尿管软镜的功能、局限性、优化使用和维护对于如何合理使用输尿管软镜非常关键。因为输尿管软镜结构复杂、纤细而精密,极易受损,唯有如此,才能避免损坏。

　　目前临床常用的输尿管软镜主要有 5 家公司生产的 12 类不同规格及特点的产品,见图 2-1、表 2-1。

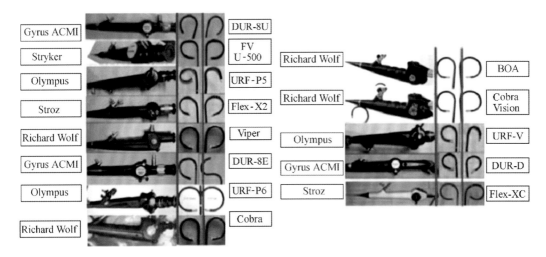

图 2-1 光学纤维镜(左)和数字电子镜(右)

表 2-1 当前可供使用的输尿管软镜参数

公司 Company	产品 Product	成像系统 Imaging system	腹偏转 Ventral deflexion(°)	背偏转 Dorsal deflexion(°)	尖端直径 Tip diameter(°)	轴直径 Shaft diameter(F)	近端直径 Proximal diameter(F)	法兰西标度 French scale test
Gyrus ACMI	DUR-8E	Optical	270	270	8.7	9.4	10.1	10
	DUR-8U	Optical	270	270	8.6	9.36	10.1	10
	DUR-D	Digital	250	250	8.7	9.3	10.1	11
Olympus	URF-P5	Optical	275	180	5.3	8.4	8.4	10
	URF-P6	Optical	275	275	4.9	7.95	7.95	10
	URF-V	Digital	275	180	8.4	10.9	10.9	12
	URF-V2	Digital	275	275	8.4	8.4	8.4	NA
Storz	Flex-X2	Optical	270	270	7.5	8.4	8.4	10
	Flex-XC	Digital	270	270	8.5	8.5	8.5	10
Richard Wolf	Cobra[a]	Optical	270	270	6	9.9	10.3	11
	Viper	Optical	270	270	6	8.8	9	10
	Boa vision	Digital	270	270	6	8.9	8.9	NA
	Cobra Vision[a]	Digital	270	270	6	9.9	9.9	NA
Stryker	Flex vision U-500	Optical	275	275	6.9	7.1	7.2	10
Lumenis	PolyScope	Optical	180	0	9.6	8	8	10

E:elite,U:ultra,NA:not available(尚未上市),[a]:Dual channel(双通道)

第一节　纤维软镜的构造原理

制备软性输尿管镜最大的困难之一是图像和光传导,而光纤技术的应用和改进克服了这一困难。光纤技术的自然演进史在软性输尿管技术方面发挥了关键作用。理解这一技术是了解软性输尿管镜如何设计、使用、分解和损坏的基本条件。光纤的演变历史起源于一个极其简单的问题:光是怎么在物质中传播的?几千年以来,人们对晶莹剔透的钻石和波光粼粼的湖水总是心驰神往。渐渐地,科学家发现光能长距离传播信息这一重要用途。随着研究的进行,玻璃又被发现是光的很好的导体,从而导致了光纤科学的诞生。

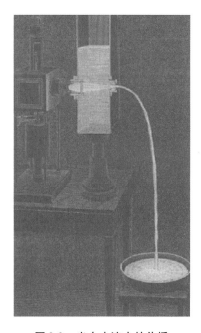

图 2-2　光在水流中的传播

图像可视化需要充足的传入光,如何获得传入光是医学检查的关键。最早传入光线是采用额头上安装一面镜子来反射日光、油绳灯和白炽灯的光线。此后,不断进化的照明方法用于早期柱状棱镜硬式内窥镜。但是就软性输尿管镜而言,传入光线需要弯曲。几个世纪以来,人们用光的反射和折射理论拼凑出来的光学波导理论,发明了镜子、放大镜和其他一些导光的仪器。然而,这些发明只是改变了光的传播路径,而没能准确地将光固定在一个的路径上进行传播。最早的有关水束引导光的研究可以追溯到 170 多年前。1841 年,克拉顿教授第一次在一束跨过桌子的水流中通过一束光束,让光进行全反射来实现光在水流中的传播(图 2-2)。全反射是光折射的一种边界效应。当光线的入射角度小于或等于该临界角度时,光束就会被限制在该介质里传播。

1880 年,工程师 William Wheeler 申请了一项专利,他用一种仪器使电灯的灯光通过一系列玻璃"光管"来照亮整个房间和建筑。其他发明家则着重于光导的潜在医疗应用价值,尤其是用来照亮口腔部或人体其他一些内脏器官。到 1898 年,牙科医生都在用弯曲的玻璃棒把灯光导入病人的口腔为手术照明,病人则感受不到任何痛楚和热量。1898 年 4 月 25 日,印第安纳波利斯的 David D. Smith 将为弯曲导光的玻璃棒作为外科手术灯并申请专利。此后,这些裸露的光纤包裹了一层低折射率的透明包层,以减少反射面被外部光学干扰和光纤间的交叉干扰。这些改进最终产生了可以传导高能光线的高品质纤维。

20 世纪早期,科学家曾极力想进行图像的远距离传输。1910 年,Henry Saint-Reme 第一次构思用玻璃棒或纤维来传输图像。1924 年,美国无线电公司的工程师 C. W. Hansell 第一次设计了一根"图像传输光缆"。他用一束非常细的玻璃纤维进行远距离图像传输和内脏窥视。他预想他的生产工艺将被应用到潜望镜和高速图像扫描仪上。1930 年,Heinrich

Lamm 成为历史上第一个用玻璃纤维来发送光学图像的人（图 2-3）。然而，虽然他的实验非常成功，但 Lamm 还是没有能够传输"清晰的、明亮的图像"。

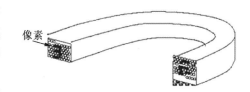

图 2-3　Heinrich Lamm 的光纤传输图像的理论模型

如何改善图像的质量呢？这个问题使之后 20 年的科学家为之绞尽脑汁。问题主要在于光会从裸露的玻璃纤维的相互接触部分从一根光纤漏到另一根光纤里面。在 19 世纪 50 年代，Van Heel 曾用一些某种金属涂层来包裹玻璃纤维，但是，金属对入射光的吸收太多，从而导致没有任何光能顺利地导出。此后，科学家用某种低折射率的介质包住光纤，避免光的吸收，从而成功地实现了光的传导。1951 年，Van Heel 和 Brian O'Brien 一起合作来开发透明的低折射率的包层，这种包层既能有效地防止光能的外泄，也能防止玻璃纤维被刮伤或手指印的接触损伤。1954 年，《自然》杂志发表了 Hopkins 和 Kapany 成功地用一束包括 10 000 ~ 20 000 米或芯公里的单丝纤维的光纤维来传输图像。Hopkins 和 Van Heel 的发现是两项重要进步：大数量纤维的图像传输的成功实现和光纤包层的提出标志着光导纤维作为一个新兴学科的诞生。下一个关键进步是有包层的光纤的诞生。这是由一个在密歇根大学兼职的本科生 Lawrence Curtiss、内科医生 Basil Hirschowitz 和物理学家 Wilbur Peters 在研究如何用内诊镜观察胃内情况的时候发明的（图 2-4）。1951 年，Hirschowitz 首先将带有光纤的内镜用于医学领域。20 世纪 60 年代早期，马绍尔演示了软性输尿管镜应用的可行性。这些输尿管镜的小型化最终形成了当前临床应用的新一代的输尿管纤维镜。

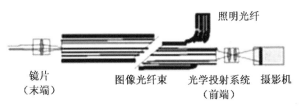

照明光纤

镜片
（末端）　　　图像光纤束　　光学投射系统　摄影机
　　　　　　　　　　　　　（前端）

图 2-4　光纤内诊镜的结构简图

尽管不同厂商制造的输尿管纤维镜有其独自特点和基本构造的差异，但其一般工艺流程相差不多。输尿管软镜由目镜操作手柄和长软杆组成。软杆包括图像传导纤维和导光纤维。传导纤维将图像传入近端透镜和目镜。偏转依靠杠杆和滑轮原理进行通向逻辑或反向逻辑操作。手柄还包括各种形状的入口，使得操作器械能顺沿通道进入软杆的顶端，灌注水流也由此进入。

除了主要技术参数外，不同输尿管镜厂商通常会介绍各自产品的其他品质及参数，说明镜身外包有超滑专利涂层，镜身在旋转时能防止变形和扭曲。Gyrus ACMI 公司的 DUR-8 精英型输尿管软镜具有两级主动偏转功能，次级控制杆能够提供更近内镜头端的偏转功能。次级主动偏转能够获得向下增加 130° 偏转。这款设备还安装了摩尔纹滤片（moiré 滤片），其效应在于减少以往图像技术中的网格状现象。Gyrus ACMI 公司的 DUR-8 超级型软镜是精英型的下代商品，其融合了 Olympus 和 Gyrus ACMI 公司的技术，可以上下偏转 270°,也有摩尔纹滤片。这款输尿管软镜使用常用消毒法时,耐用性也得到提高。

Olympus 公司的 URF-P5 是前代产品的升级款。这款输尿管镜具有 F5.3 的斜面或子弹头形顶端,也安装了摩尔纹滤片,镜身还涂有较厚的橡胶涂层来防止潜在性的破裂。Storz 公司的 Flex-X2 输尿管镜与前代 Flex-X 输尿管镜在很多方面有相似性。由于人们对激光损坏输尿管软镜的普遍关注,这款产品在顶端添加了 laserit™ 材料,具备防激光损坏的功能。Stryker 公司提供了 Flex vison U－500 输尿管纤维镜。光纤的图像质量很大程度与光纤数目和密度有关,这款产品安装了高密度的纤维束,进一步提供了图像质量。Richard Wolf 公司生产的 Wolf Viper 和更先进的软性输尿管镜 Wolf Cobra,具备双工作通道。双 F3.3 通道能够适应连续较高水流灌注。Cobra 还具有人体工程学的激光刻度盘,激光纤维在前进过程可被锁定。

第二节　电子软镜的构造原理

毫无疑问,输尿管纤维镜的出现使得上尿路疾病的诊治发生了变革。尽管纤维镜已广泛使用,但存在诸多问题。纤维镜图像常有颗粒感,水容易渗入镜片,光纤容易烧坏和折断,使图像质量下降。像素低造成纤维镜的图像不如输尿管硬镜柱状透镜的图像。因此,提高图像质量成为输尿管软镜技术发展最迫切的环节。

20 世纪 70 年代,Boyle 和 Simth 开发了电荷耦合装置(CCD)。该芯片能够将数据以元件内电荷的形式储存,用于日后提取。每个元件称为一个像素。在同期,也开发了 CCD 的低价替代品——金属氧化物半导体(COMS)。除了价格外,COMS 芯片有尺寸小和便于批量生产的优势。此后,该技术的发展实现了实时数字成像,COMS 芯片更加小型化。

电子输尿管软镜的主要变化是"芯片—末端"设计。在末端芯片直接采集图像,实时处理,然后由传感器通过单线传入近端继续处理和传导,避免了传统纤维镜的光纤系统易于损坏的缺点。现行应用的电子镜在结构和操作模式上存在差异。ACMI 的 DUR-D 和 Storz 的 Flex-XC 输尿管软镜在远端安装了发光二极管(LED)和 CMOS 采集和处理图像。Olympus 的 URF-V 输尿管软镜的光源由近端装置提供,CCD 采集和处理图像。目前并不清楚这两种设计在输尿管软镜的使用寿命和故障上是否有差异。

由于设计的改变,电子镜要比纤维镜轻便。一般电子镜与纤维镜相比,除光学装置外,在结构和材料上都有所改进。所有的电子镜均具有高品质数字成像、自聚焦、数码放大功能。DUR-D 输尿管软镜允许图像数字放大 135%。Andonian 等采用了测试卡比较了 DUR-8 和 DUR-D 输尿管软镜,表明 DUR-D 具有更亮、分辨率更高的图像。

ACMI 的 DUR-D 为第一代输尿管软镜,其手柄、偏转系统、工作通道的设计与纤维镜类似。输尿管镜末端具有双重 LED 光源和 1 mm 数字相机。LED 光源的工作时间超过 10 000 h,明显长于氙气光源。这两项技术改进明显减轻了输尿管软镜的重量(DUR-D 505g,DUR-8E 1012g)。光源的内置也减少了烧毁的风险。这种输尿管软镜还有激光光纤探测系统(IDC-1500 内镜保护系统),当激光光纤外的蓝色胶皮退入镜内时可以报警提示。报警提示后可使激光发生器失效,避免激光导致的输尿管镜损坏。

　　Olympus URF-V 是当前使用较广的输尿管软镜。这款电子镜包含了 CCD 和近端传入光源、降低摩尔效应能力、窄波段成像(NBI)能力。窄波段成像可通过将白光源调至特殊波段用来观察黏膜病变,减少肾盂、输尿管上皮癌的漏诊。Storz Flex-XC 输尿管电子软镜与 DURD 设计相似,包含了 LED 和 CMOS 技术。这款电子镜的主要特点是具有较小的镜身尺寸,此外,与最新代的纤维镜相同,安装了 laserit™ 材料。

　　电子软镜的主要结构是图 2-5 至图 2-6。

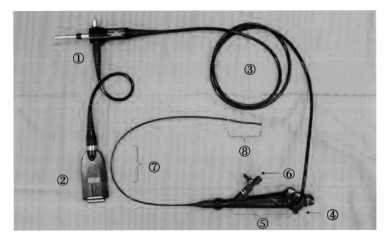

① 光导接头　② 视频接头　③ 主电缆　④ 弯曲部上下弯曲控制钮　⑤ 操作手柄
⑥ 工作通道连接三通　⑦ 弯曲部　⑧ 插入部

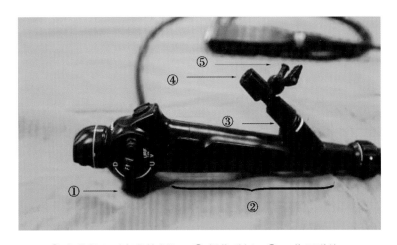

① 弯曲部上下弯曲控制钮　② 操作手柄　③ 工作通道接口
④ 工作通道三通部件插入口　⑤ 工作通道三通注水口

图 2-5　电子输尿管软镜的主要结构图

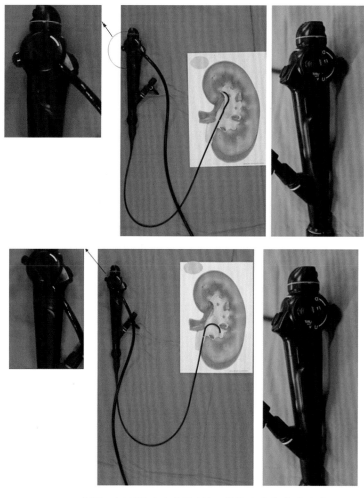

图 2-6　上图：向下推动弯曲控制钮，软镜弯曲部向上弯曲
　　　　下图：向上推动弯曲控制钮，软镜弯曲部向下弯曲

第三节　不同输尿管软镜的比较

输尿管软镜主要有纤维软镜和电子软镜。电子输尿管软镜的最大优势在于前置 CCD，其图像与纤维软镜相比，明显清晰且无摩尔纹，手术视野大且清晰明亮。向下 270° 和向上 180° 的弯曲度，轴向 180° 旋转可调使其几乎可以到达肾内集合系统所有位置，结合钬激光可处理各类复杂肾结石。针对纤维软镜和电子软镜的评估，需要将两种类型软镜进行区别。涉及输尿管软镜的研究（不包括临床使用的相关参数）分为两类：工作参数（光学性和机械性）的比较和耐用性的比较。

一、输尿管软镜的偏转性能、图像质量及灌注水流量

灌注水流量和相应的图像质量是输尿管软镜的关键问题。在 2008 年，Bach 等评估了 5

种软镜（Wolf Viper, Storz Flex-X2, ACMI DUR 8 Elite, ACMI DUR-D, Olympus URF-P5）使用辅助设施（273 μm 光纤, 2.4～3.0 F 活检钳, 1.5～2.4 F 三丝套石篮）是否对偏转角度和灌注水流产生影响。结果表明，偏转对空载镜内水流速度没有影响，套石篮对最大偏转角度没有影响，光纤和活检钳会导致偏转角度丢失（光纤 4.44%～10.21%，活检钳 30.7%～57.8%）。灌注水流速度取决于插入的工作器械的尺寸（1.5 F：水流体积丢失 62.24%，3.0 F：水流体积丢失 99.1%），光纤导致水流体积丢失 53.7%。这一研究概括和强调了灌注水流、偏转角度丢失和术中图像取决于操作器械的使用。这项研究的另一个关键点是辅助器械的尺寸，小尺寸的辅助设施有助于减小器械对输尿管软镜功能和性能的影响。

事实上，其他一些研究也证实了小尺寸套石篮可以明显减小对偏转和灌注的影响。但是，制造了小尺寸辅助器械后，新一代软镜的工作通道的尺寸也可能变小。Bach 等还研究了工作器械对光传播的影响，他们以将墨水介质完全灌注清澈所需时间作为能见度的客观指标。有无装载器械（1.7 F 套石篮, 2.2 F 套石篮, 273 μm 光纤）的 Wolf Viper、Wolf Cobra、Storz Flex-X2、Olympus URF-P5、ACMI DUR-8 Elite 列入比较。双工作通道 Wolf Cobra 能够最快恢复光传播，工作通道最长的 Olympus URF-P5 需要最长时间的灌注来恢复光传播。在插入工作器械时结果同样如此。这项研究的重要发现是恢复光传播（如具有好的视野）取决于工作器械的尺寸和工作通道的长度。

此外，Kruck 等研究了具有 3.6 F 工作通道的 5 种输尿管软镜（Wolf Viper, Stryker U-500, Olympus URF-P5, ACMI DUR-8 Elite, Store Flex-X2）中灌注水流与偏转角度的相关性以及置入 1.9 F 套石篮使用的情况。研究者注意到置入 1.9 F 套石篮在 5 款软镜中明显降低灌注水流，若无套石篮，这 5 款软镜的灌注水流无明显差异；若有套石篮，ACMI 和 Wolf 软镜灌注水流最大（12 mL/min）和水流丢失率也最低。偏转角度对灌注水流没有影响。

Wolf Cobra 是目前唯一双通道的输尿管软镜。Haberman 等将其与 Wolf Viper 作了比较，发现双工作通道软镜在使用大尺寸器械或多个器械时偏转和相关灌注水流优势明显。这一结果提示新结构可能带来新的内镜模式的发展和应用。

输尿管软镜的偏转性能也是特别受关注的问题。Monga 等让 8 位经验丰富的腔镜医师通过同一指定流程使用同一款软镜，比较了 4 款软镜（Stryker Flex vision U-500、ACMI DUR-8 Elite、Wolf Viper、Olympus URF-P3）的操控性。结果显示，Olympus URF-P3 在到达肾下盏时耗时最多，Wolf Viper 到达肾中盏最快。Wolf Viper 操控性最好。ACMI DUR-8 Elite 是唯一一款具有双级主动偏转的软镜。Ankem 等将双级主动偏转 ACMI DUR-8 Elite 与 DUR-8 进行了比较。结果显示，ACMI DUR-8 Elite 在单级主动偏转进入上尿路失败时可能会有帮助。

新一代电子输尿管软镜得到进一步改进，各项性能得到大幅度提高，延长了使用寿命，具备如下特点：① 先端内置的 CCD 带来了清晰的图像，提供了无摩尔纹且具有高度色彩还原性的明亮图像，且无须再连接摄像头。② 兼容窄带成像技术。③ 具备"插入部旋转功能"，操作者能直接旋转插入部，提高操作性。④ 除了主动弯曲性能（向上 180°/向下 275°），还带有顺应肾脏解剖结构的被动弯曲性能。由于成像原理的差异，纤维软镜和电子软镜图像质量有较大差别（图 2-7、图 2-8）。在监视器上画面尺寸，也有较大差异（图 2-9）。近距离观察时的不同软盘镜画面视野比较见图 2-10。不同输尿管软镜的可主动弯曲方向和角度有较大差别,最新式的软镜有很好的第一和第二主动弯曲角度(图2-11、图2-12、图2-13)。另外,新一代电子输尿管软镜 URF-V 实现的轻量化,与纤维镜＋摄像头的组合相比,省去摄像头的电子内镜操作部更加轻便(图2-14)。不同尺寸的软镜适合不同情况的应用(图2-15)[Flex-X2 and Flex-XC 法兰西标度(French scale):一种表示导尿管、尿道探子以及其他管状器械型号的标度,每单位约等于直径 0.33 mm,即 18 法兰西标度表示其器械直径为 6 mm。圆:$c = \pi d = 2\pi r$,F = 直径(mm)× π 或 3 × 周长(πd)]。各种软镜的尖端不同产品有各自的设计特点及主动偏转特点(图2-16)。

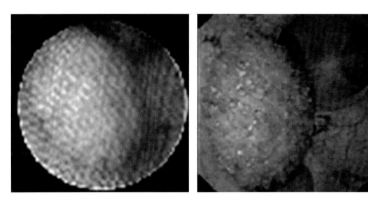

图2-7　传统 F-URS(a)与 URF-V(b)的图像比较

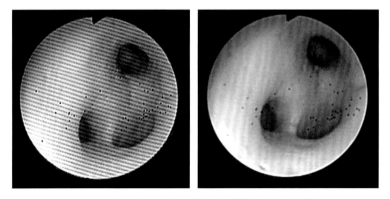

图2-8　图像通过光导纤维输尿管镜显示云纹网络
滤波后的波纹效果和形象(Olympus)

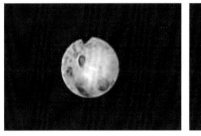

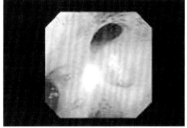

URF-P5(使用倍率为 0.8 倍的摄像头)　　　　　　　URF-V

图2-9　监视器上画面尺寸的比较

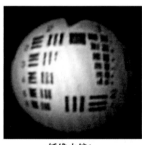
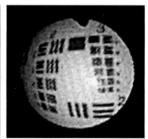

纤维内镜1　　　　　　　　纤维内镜2

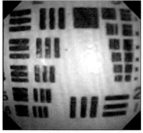
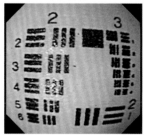

电子内镜（Gyrus）　　　　　　URF-V

图 2-10　近距离观察时不同软盘镜画面视野的比较

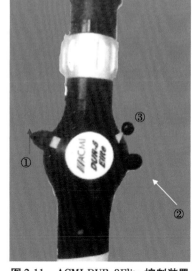

图 2-11　ACMI DUR-8Elite 控制装置
① 第一主动弯曲控制　② 第二主动弯曲控制
③ 第二主动弯曲控制的锁扣键

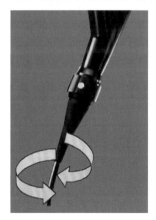

图 2-12　Olympus **电子软镜**
插入部的左右旋转功能

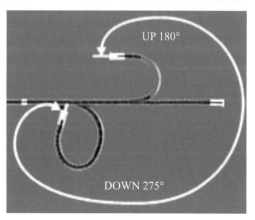

UP 180°

DOWN 275°

图 2-13　Olympus **电子软镜**
URF-V 前端弯曲角度为上 180°/下 275°

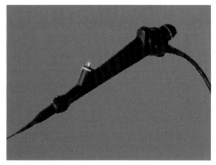
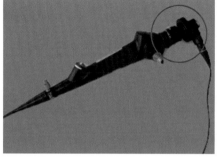

URF-P5 + OTV-S7H-1D-L08E　377g　　　　　URF-V　320g

图 2-14　URF-V 的轻量化
与纤维镜＋摄像头的组合相比，省去摄像头的电子内镜操作部更加轻便

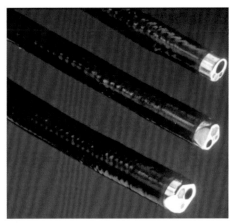

图 2-15　不同尺寸的软镜

上 7.6F，中 8.3F，下 9.9F（D. H. Bagley and K. A. Healy）

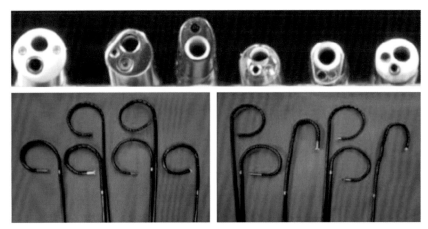

向下弯曲　　　　　　　　　　　　向上弯曲

图 2-16　各类输尿管软镜尖端主动弯曲度展示

从左至右分别为 Olympus URF-V、URF-V2、Storz Flex-XC、Olympus URF-P6、Storz Flex-X2、Olympus URF-P5

当前可供使用的输尿管软镜成像角度基本为 0°（除了 Gyrus ACMI DUR-8Elite 为 9° 外），视野范围为 80°~88°。软镜系统的易损特性使得其在手术操作和消毒灭菌过程中均需要细心操作，手术医师在操作时应当避免将尖端弯曲的器械经工作通道插入软镜。相对于以往的软镜设备，新一代的输尿管软镜拥有更好的耐用性和更长的使用寿命，将维修周期提升至平均操作 76 h。许多手术者介绍使用同一支软镜可以完成 100 次以上手术操作。

二、输尿管软镜的耐用性比较

小直径和具有良好的偏转性是输尿管软镜成功操作的核心因素，也是其日常使用和耐用的关键点。这些特性又使输尿管软镜具有易损性，即在反复使用中容易磨损。这意味着输尿管软镜的损坏和维护费须纳入其总的耗费中。输尿管软镜的使用寿命是由它的各个部件（包括偏转机械装置、光学系统、外鞘、工作通道）的耐用性和手术操作方法来决定的。

Sung 等就四大主要软镜生产商（ACMI、Olympus America、Karl Storz 和 Richard Wolf）给出的软镜损坏特征数据，对软镜类型、损坏原因、费用、损坏频率进行了分析。结果如下：软镜的维修频率与软镜镜身尺寸成负相关；与镜体长度成正相关；维修费远高于硬镜（$4 597 versus $2 437）。损坏最常见的原因是钬激光烧坏工作通道，其次为器械插入时损坏，再次为软镜的极度偏转损坏镜体。事实上，绝大多数研究中将激光损坏、过度扭曲、偏转系统的损坏列为软镜损坏的常见原因。

2000 年，Afani 就早期输尿管软镜（Storz 1127AA、Circon ACMI AUR7、Wolf model 7325.172 和 Olympus URF-P3）的耐用性和功能进行了比较。他们注意到尽管这些软镜的光亮度和灌注水流保持不变，仅仅适用于 3 ~ 13 h 操作或 6 ~ 15 次使用后主动偏转就减少 2% ~ 28%。偏转系统被认为是一个脆弱因素。2004 年，User 等比较了 6 种类型的输尿管软镜，发现软镜在维修前可操作 10 ~ 34 次，不同类型软镜间没有统计学差异。

2006 年，Monga 等比较了所有 9 F 尺寸（Storz 11274AA、Flex X™、ACMI DUR-8、DUR™-8 Elite、Wolf models 77330.170 和 7325.172、Olympus URF-P3）的输尿管软镜，通过比较维修前次数、操作时间、工作通道使用时间、平均肾下盏使用时间等指标，发现 DUR™-8 Elite 和 Olympus URF-P3 耐用性最好。在另一项（Carey 等）大规模研究中（比较 ACMI AUR-7、AUR-9、DUR-8 Elite、Storz 11274AA、Flex-X）发现，预测软镜使用寿命最重要的风险因子是装置寿命和之前有无维修。新买的软镜耐用性最好。已维修过的软镜反复损坏更为频繁，在今后的研究中须区别输尿管软镜是否是新购的。Traxer 等特别研究了 Storz Flex-X 输尿管软镜在使用 50 次后的损坏情况。最后一次使用时最大腹侧偏转损坏（270° ~ 208°），最大背侧偏转损坏（270° ~ 133°），灌注水流（100 cmH$_2$O）降至 50 ~ 40 cmH$_2$O，损坏光纤数达 6 根。Traxer 等的研究结果与 Carey 等相似，那就是新一代输尿管软镜具有更好的耐用性。Knudsen 等研究了新一代软镜（Wolf Viper、Olympus URF-P5、ACMI DUR-8 Elite、Stryker Flex Vision U-500）。评价指标包括总使用时间、进出镜鞘的插入次数、肾下盏工作时间、辅助器械在工作通道中使用时间、使用的总激光能量。就早期严重故障（少于 10 次使用）进行了比较，DUR-8 Elite 有 3 个部位发生严重损坏，Stryker 和 Wolf 镜子各 1 处。Wolf Viper、Olympus URF-P5 与 Stryker Flex Vision U-500 的耐用性似乎相当。与 Monga 等的早期研究不同，DUR-8 Elite 在这项研究中耐用性最差，这说明其他因素可能对耐用性产生了作用。Al-Qahtani 等也评论了 URF-60 在 60 例病例中使用的磨损情况。经过 60 次使用后，主动偏转明显下降（上偏平均损失 10.5%，180° ~ 161°；下偏平均损失 21%，275° ~ 217°）。图像质量经 60 次使用后无明显变化。研究者最后指出，在第 60 次使用中，软镜进入非常窄、成角的肾下盏时出现破裂，这说明新一代的软镜同样存在疲劳性的问题。Al-Qahtani 在比较纤维镜和电子镜时提供了 3 个有用参数：光学系统的可靠性、疲劳性和主要故障需要大修的可能性。就光学系统而言，现已明确电子镜的高品质图像好、可靠性高。在纤维镜耐用性研究中，压碎/破裂纤维导致图像亮度下降和图像质量变差的问题，已通过"近端置传导线，远端置芯片"的设计在电子镜上克服。

输尿管软镜的疲劳性通常可以通过观察"主动偏转丢失"来体现。而"主动偏转丢失"的产生是影响肾内或肾盏内操作的重要因素。Pietrow 等在研究纤维镜时发现，平均操作 50.3 次会丢失近 25° 的主动偏转角度。Afane 等研究发现，每次操作可能导致偏转丢失 2% ~

28%。Busby 等猜测主动偏转丢失与长时间操作处理肾下盏疾病有关。Al-Qahtani 等使用 Olympus URF-V 软镜操作 68 次后,上下偏转共计丢失角度为 58°和 19°。系列研究表明,输尿管软镜的故障主要是断裂、穿孔、主动偏转丢失及光学系统的严重损坏。Al-Qahtani 等发现,新购的 Olympus URF-V 可使用 60 次,该数字较纤维镜有明显改进。但需注意的是,这仅是一家的研究结论。Carey 等研究发现,新购的软镜在经验丰富的医生手中耐用性较好。

第四节　镜鞘可抛弃型组合式输尿管软镜

2009 年以前,输尿管软镜技术尚未完全普及开展,当时的一体式输尿管软镜设备价格昂贵、耐用性差、维修费用高昂。正基于此,"以一次抛弃型镜鞘结构回避了一体镜易损耗、维修费用高昂的矛盾"为设计初衷,以铂立(PolyScope)组合式输尿管软镜为代表的镜鞘可抛弃型组合式输尿管软镜于 2009 年正式面世,组合式输尿管软镜的出现客观上促进了 RIRS 技术的普及和发展(图 2-17)。

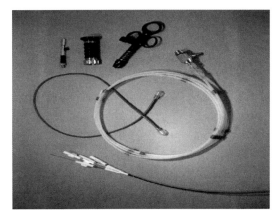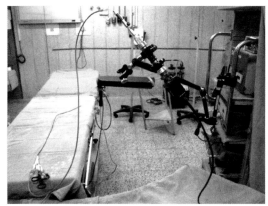

图 2-17　2009 年第一代 PolyScope
(PolyScope 组合式输尿管软镜于 2009 年由 Lumenis 研发生产)

优秀的输尿管软镜的性能包括高质量的图像、高流量的灌水通道、最大角度的偏转、较好的耐用性。尽管输尿管软镜制作工艺在不断进步,其操作过程中出现软镜损害的现象仍然不可避免。一体式输尿管软镜价格昂贵,手术过程中极易被钬激光损坏,维修周期长,其维护保养是临床工作中的一大难点。此外,内镜的维修也是一个令人担心的问题,尤其在维护能力并不足的发展中国家。

软性输尿管镜耐用性的改进将使这项技术获得更为广泛的应用。软性输尿管镜之所以还未被广泛应用到日常泌尿外科学的诊治中,其主要阻碍在于其脆弱性,而不在于图像的分辨率。因此,铂立输尿管软镜应该是一个较好的选择。铂立输尿管软镜的构成如图 2-18 所示。

固定支架

镜鞘套管

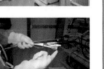

成像光纤

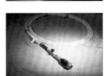

影像及光源

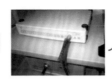

构成与一体镜类似但又具有自射特点的软镜系统

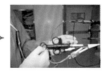

软镜构成

安装光学适配器

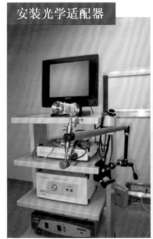

影像光纤适配器

光源适配器

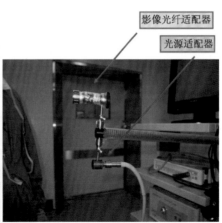

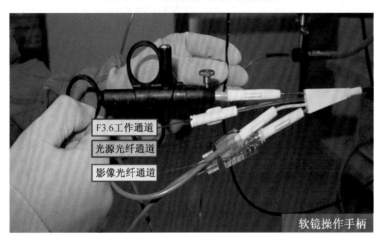

F3.6工作通道

光源光纤通道

影像光纤通道

软镜操作手柄

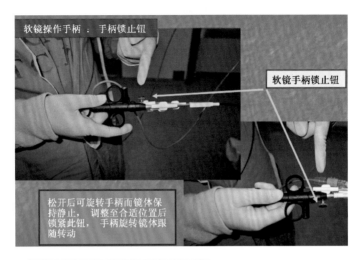

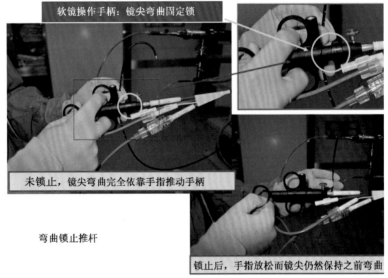

图 2-18　铂立输尿管软镜的构成

　　铂立软性输尿管镜系统可拆卸式设计优点在于其具有耗材型软镜导管系统(降低维修成本)、独立的成像通道,导光通道/灌洗及器械通道,微小的蓝宝石玻璃片在镜子远端密封住光学通道,成像光纤不与患者直接接触(光学系统无须消毒),目镜、摄像头和光缆可与镜体分离以及无须消毒并有专用三节臂装配在手术台上。铂立输尿管软镜在器械和工艺方面持续不断的改进,增加了其在肾内逆行手术领域的运用范围,且在治疗下肾盏结石的技术方面也已经取得了突破。

　　铂立输尿管软镜的成像像素为 10 000 左右,光学分辨率较高,可以有较好的成像效果。目前,铂立输尿管软镜的光学性能和耐久性已经能较好适应临床,其光纤通道外有一层安全玻璃保护,光纤并不与患者直接接触,因此并不需要消毒,这也使得患者受感染的机会大大减小。可以通过简单、快速更换一次性导管后就去完成下一台手术。另外,由于铂立输尿管软镜是一种组合式设计的输尿管软镜,多腔道导管拥有 8 F 的外鞘和 3.5 F 的工作通道。其某个单一部件损坏可单独进行维修,而不需要将整个设备送去维修。

  铂立输尿管软镜的转向手柄拥有一个通过旋转调节导管前端转向的锁定装置,其尖端偏转的角度大约180°。铂立输尿管软镜的偏转角度灵活,即使工作通道内放置器械的时候,软镜的前端仍可灵活偏转180°。该设备还有一个连接光缆的嵌入式装置,遗憾的是它没有独立的冲洗通道,而需要通过Y型三通管与工作通道相连。光学适配器、影像光纤适配器及光源适配器均通过三脚架安装在一个移动推车上。其调整长度补偿器可以手动控制光纤长度,内含弹簧伸缩控制装置。长度补偿器的作用在于拉紧镜鞘套管,使得套管末端蓝宝石玻璃与成像光纤紧密贴合,即使软镜处于弯曲状态,仍然能保持贴合状态。

  一体式的软镜设备需要严格的消毒,增加了其损耗。而组合式铂立输尿管软镜在这一方面进行了创新,拥有突出的优势。实验证明,组合式输尿管软镜经过严格消毒,且多腔道导管是可以重复使用而并不影响视野。在手术过程中,由于多腔道导管等相对并不昂贵的部件可以由工程人员操作,软镜设备的人为或非人为损伤的机会大大减小,从而其预期寿命可以明显增加。铂立输尿管软镜在耐用性、经济性、图像质量方面具有有一定的优势。然而,在其优势被证实为可靠之前,还需要多中心、更长时间、更大样本量的评价。

第三章　输尿管软镜的辅助器械

第一节　输尿管通道鞘

　　输尿管通道鞘(ureteral access sheath,UAS)是完成逆行输尿管软镜手术的重要配套器械,其主要作用是为逆行输尿管软镜手术建立直接由体外经尿道、膀胱、输尿管至肾盂的工作通道,在反复交换器械过程中保护输尿管,同时保护输尿管软镜,提高术中视野清晰度,降低术中肾盂压力,减少术后感染并发症(图3-1)。目前临床上常用的UAS主要由Cook、Boston、Bard、Olympus等公司生产,具有多种规格配合临床使用(见表3-1)。

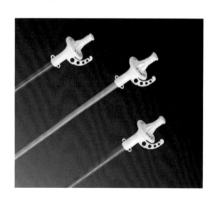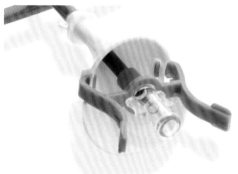

图3-1　输尿管通道鞘

　　UAS主要依据其外鞘腔内/腔外周径及长度划分规格。目前可供临床使用的UAS,按其外鞘腔内/腔外直径大致可以分为9.5/11.5 F、10/12 F、12/14 F、14/16 F等规格,按其长度可以分为55 cm、45 cm、35 cm、28 cm、20 cm、13 cm等规格。手术者需要根据病人的具体情况及输尿管软镜特点选择适合的UAS,最常用的是周径12/14 F规格下的不同长度鞘。

　　UAS由鞘管和内芯组成,两者以简单、可靠的锁扣方式固定,实现单手操作。UAS的组成结构并不复杂,但工艺材料要求较高。以Cook公司生产的Flexor UAS为例,鞘管主要由特氟纶、尼龙、环状不锈钢丝等材料混合编织而成,具有坚韧、壁薄、光滑、抗压而有弹性等特点,承担了支撑输尿管、构建通道的作用。外鞘的外表面带有AQ亲水涂层,可减少与输尿管壁的摩擦,使其易于插入;鞘的内表面覆盖TFE涂层,可减少与输尿管软镜的摩擦;鞘末端有不透X射线的金属环,有利于推进过程中精确定位。内芯由聚乙烯材料制成,中部贯穿的腔道可以通过引导丝,末端呈锥形,在推进过程中循导丝扩张输尿管。

表 3-1　常用输尿管通道鞘的规格特征

公司	UAS 名称	内径规格(F)	外径规格(F)	不同长度选择/cm
Applied	Forte A×P	10	12~16	20-28-35-45-55
	Forte HD	12	14~18	
		14	16~18	20-28-35
	Forte deflecting	10	14	35-55
Bard	AquaGuide	12	14	25-35-45-55
		13	15	
Boston Scientific	Navigator	11	13	28-36-46
		13	15	
Coloplast	Retrace	12	14	35-45
		10	12	35-45
Cook	Flexor parallel	12	14	13-20-35-45-55
	Flexor	9.5	11.5	13-20-28-35-45-55
		12	14	
		14	16	13-20-28-35-45-55
	Flexor dual lumen	9.5	14	13-20-28-35-45-55
		12	17.5	
Olympus-ACMI	Uropass	12	14	24-38-54
Onset Medical	Pathway	11	14	28-36-46
		12	15	
Rocamed	RocalUS	10(10.9*)	12	35-45
		12	14	

　　各厂家均可提供常用规格的 UAS。最常见的是 Cook 公司提供的产品,涵盖了外鞘内径 9.5~14 F,长度 13~55 cm 的多种选择。除了最常用的 12/14 F 鞘外,还有两类较为特别的 UAS:第一种为目前可供选择的最细直径 UAS:Flexor 9.5/11.5F,并且在此内径规格下提供了 13~55 cm 全长度规格,可以配合 Olympus URF-P6、Storz Flex-X2 两种型号输尿管软镜完成手术,为儿童及输尿管狭窄患者选择输尿管软镜手术提供了安全保障。第二种为双腔输尿管通道鞘(Flexor dual lumen 系列)。该系列提供了双通道设计,第二工作通道为另行放置的设备和操作提供了可能。例如,通过第二通道单独放置安全导丝;增加术中灌注,改善手术视野,提高细小碎石排出及经第二通道术中造影等(图 3-2)。

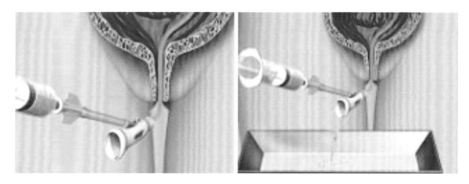

图 3-2　双通道 UAS 工作图例

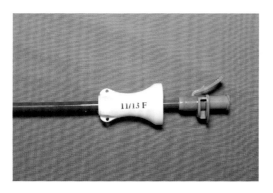

图 3-3　11/13F 输送鞘

Boston Scientific 公司提供了多种规格的 UAS 鞘,其设计精巧的外鞘内芯锁扣系统使其更加适合于单手推进操作;且相较于其他公司产品 Boston Navigators 输送鞘内芯尖端采用了更为柔性的材料,力求避免可能造成的输尿管损伤。此外 Boston Scientific 在提供通常规格的 UAS 鞘外,另单独提供了 11/13F 规格的输送鞘(图 3-3)。

Coloplast 公司提供的 Retrace 系列 UAS,通过精巧的尖端设计实现输尿管软镜术中 Retrace-UAS 上插到位后随着内芯拔出即将引导丝自动转变为安全导丝。因此使用该鞘时,鞘外必然保留一根安全导丝,提高了手术安全性且节约了一根导引丝(图 3-4)。

Bard AquaGuide 系列 UAS 鞘也为双通道设计。Bard AquaGuide 双通道的优势在于:与其他双通道产品相比,AquaGuide 系列外鞘在相同外径下达到了最大的内径通道,几乎有着与普通单通道 UAS 鞘一样的规格:12/14 F、13/15 F。Bard 的先进材料工艺保证了在外鞘没有使用金属支撑环的情况下达到很好的抗压抗扭曲能力(图 3-5)。

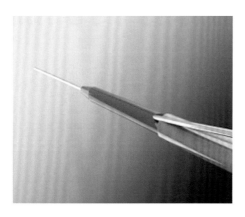

图 3-4　特殊设计的 UAS 内芯尖端

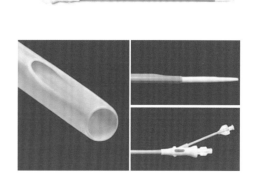

图 3-5　Bard AquaGuide 系列 UAS 鞘

第二节　钬激光及光纤

一、钬激光原理

钬激光是以钇铝石榴石（YAG）为激活媒质,掺敏化离子铬（Cr）、传能离子铥（Tm）、激活离子钬（Ho）的激光晶体（Cr∶Tm∶Ho∶YAG）制成的脉冲固体激光装置产生的新型激光。1995 年,钬激光（Ho∶YAG）用于治疗泌尿系结石。目前钬激光已作为输尿管镜腔内碎石的金标准。该激光的几个特性决定了其广泛应用价值。在水中 2 100 nm 波长被高度吸收,这一特点使得钬激光很适合泌尿系统的腔内治疗（图 3-6）。

一个几十瓦的电灯泡,只能用作普通照明。如果把它的能量集中到 1 m 直径的小球内,就可以得到很高的光功率密度,用这个能量能把钢板打穿。然而,普通光源的光是向四面八方发射的,光能无法高度集中。普通光

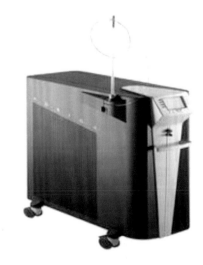

图 3-6　钬激光的发生器

源上不同点发出的光在不同方向上、不同时间里都是杂乱无章的,经过透镜后也不可能会聚在一点上。激光与普通光相比则大不相同。因为它的频率并不复杂,从激光器发出的光就可以同步地向同一方向传播,可以用透镜把它们会聚到一点上,把能量高度集中起来。由于激光光束直径通常大于光纤直径,所以需要将光束通过透镜聚焦,使光斑直径远小于光纤直径,光束的最大射入角小于光纤的接受锥度角,光束才能进入光纤并顺利传输。

Ho∶YAG 激光是在激光发生器中产生的。Ho∶YAG 激光晶体与泵浦灯（氙灯）同置于一个聚光腔内,当触发电路提供一个触发信号时,由 AC220 变压而成的高压发生电路通过电容储能模块向氙灯提供能量,将氙灯的光能量充分耦合到 Ho∶YAG 激光晶体棒上,使工作物质完成粒子反转,晶体受激发产生辐射,在全反镜与输出耦合镜间形成振荡,部分能量由输出镜输出,形成波长为 2 100 nm 的激光输出,通过反射,经过聚焦镜、防护镜,过接口经过光线传输,直接作用于病灶（图 3-7）。

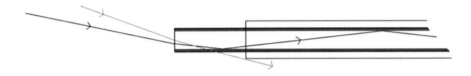

图 3-7　钬激光光纤的能量传导示意图

二、钬激光光纤设计

钬激光光纤由中心纤维芯、纤维芯的包层和外层构成。激光光束在中心纤维芯内传输,包层把光束限制在纤芯内传输,减少光外逸,外层则避免光纤损坏。通常纤维芯为二氧化硅,包层通常由有机硅树脂等材料制成,其光的折射率必须小于纤维芯。激光能量通常以全

内反射在纤维芯中传输。激光能量在光纤芯中反射传输,不会外泄到光纤包层或者外层。能量传输在这种情况下最有效。当光纤弯曲时,它会增加激光能量的入射角,能量进入光纤包层或者外层的可能性也会增加。激光设计的缺陷可能会进一步导致这个问题。光纤的外层主要为保护性光纤,不能防止激光能量外泄。如果有能量进入,外层会很快加热,导致光纤毁损。

不同型号的钬激光光纤(图3-8)能够承载不同的功率,当然这也和光斑的直径有非常大的关系,以下参数为光纤可以达到的最大功率。① 200 μm:最高承载功率为12 W;② 400 μm:最高承载功率为20 W;③ 600 μm:最高承载功率为120 W;④ 1 000 μm:最高承载功率为200 W。另外,由于钬激光光纤的波长较长,要求的含水率、氢氧根等参数不同,所以其他激光设备上的光纤是不能混用的。

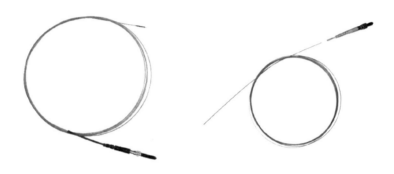

图 3-8　钬激光光纤(左365μm,右200μm)

三、钬激光光纤的性能参数与输尿管软镜手术的相关性

钬激光光纤的性能参数及自身特点的差别将会对输尿管软镜的操作带来实际的影响。激光光纤的重要性能参数包括光纤直径、光纤可弯曲度、最小弯曲直径与安全能量耐受程度等。激光光纤的直径、可弯曲度、最大弯曲状态下能量的传递与耐受三者之间的相关性大体为:光纤的直径越细,其可弯曲度越好(可弯曲半径越小),但所能承受的安全能量越低;相反,光纤的直径越粗,其可弯曲度愈差(可弯曲半径越大),但所能承受的安全能量越高。

(一) 钬激光光纤直径

常见的钬激光光纤依据其纤芯尺寸(直径)通常分为四种规格:272 μm、365 μm、550 μm及1 000 μm光纤。输尿管软镜常选择纤芯尺寸小于365 μm的光纤。光纤的纤芯尺寸不代表光纤的整体直径。光纤的整体直径是所有组成部分之和,包括纤芯、包层及外层。钬激光光纤尺寸往往被告知的是纤芯直径,而不是光纤的真实物理直径。一般用千分尺来测量光纤的整体直径(图3-9、图3-10),光纤的实际直径往往比其标注型号要粗得多,如 Lumenis Slimline 365 光纤的总直径是 576 μm,InnovaQuartz 400 光纤的总直径是 718.5 μm,都远大于两者的核心直径。

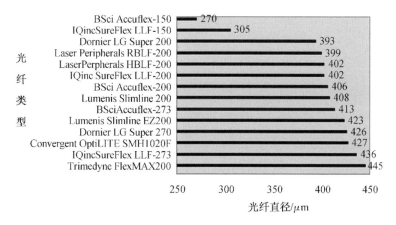

图 3-9　小型光纤的纤芯直径与实际直径

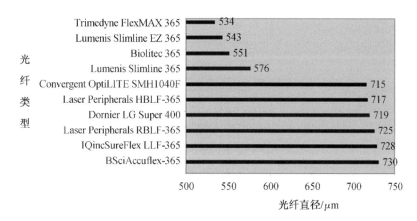

图 3-10　中型光纤的纤芯直径与实际直径

　　光纤总直径在确定输尿管软镜通道的水流率方面是很重要的因素,因为大部分输尿管软镜仅有一个工作通道,水流灌注以及器械都经过该通道。根据泊肃叶定律,水流率和半径的 4 次方成正比。大的光纤将导致通过输尿管镜的水流大大减少。体外测试中,在保持相同压力情况下,细的 Lumenis Slimline 365 光纤水流率是 17.2 mL/s,而粗的 InnovaQuartz 400 光纤的水流率则要减少一半以上,为 7.7 mL/s。同样,当核心直径都是小于或等于 272 μm 的光纤被测试时,光纤之间的总直径的差别对水流率的影响也相差甚远。比如,Boston Scientific Accuflex 150 光纤的总直径是 270 μm,而 Trimedyne FlexMAX 200 光纤的总直径是 445 μm。

　　因此,我们在选择使用钬激光光纤时,除了需要了解厂家提供的纤芯直径外,还应该了解光纤的真实直径,特别是某些标注为 365 μm 的光纤,其真实直径可能超过 700 μm,而目前使用的输尿管软镜其工作通道大多为 F3.6,直径约为 1.14 mm,选择过粗的光纤将会造成输尿管软镜弯曲部扭转困难,同时术中灌注液流速过低,既影响手术操作又对软镜的维护、保养不利。

（二）钬激光光纤的可弯曲度

激光光纤性能的一个重要参数就是其弯曲的能力，即可弯曲度。良好的可弯曲度可以使光纤经软镜工作通道正常工作时不致明显影响输尿管镜的弯曲。在处理肾下盏结石的时候，弯曲性能好的光纤是必需的，同时也能减少对软镜的潜在损害。

以 Stryker FlexVision U-500 输尿管软镜作为研究标准，当其工作通道内无光纤时，向下最大的弯曲角度是 275°。不同规格的光纤被置于该输尿管软镜的工作通道中，并记录导致软镜丢失的弯曲度。直径最小的光纤，例如 Boston Scientific AccuFlex 150（测量直径是270 μm）没有弯曲角度的丢失，而 Lumenis Slimline EZ 200（测量直径是 423 μm）则会导致53°的弯曲角度丢失，当纤芯直径为 365 μm 的光纤，更大的弯曲角度会被丢失。例如，Laser Peripherals HBLF-365（测量直径是 717 μm）会导致 97°的弯曲角度丢失。因此，选择用于输尿管软镜的光纤时，推荐使用测量直径小于或等于 272 μm 的光纤，这样能使水流灌注最大，弯曲角度最大，同时能避免过度的输尿管镜磨损（图 3-11 至图 3-16）。

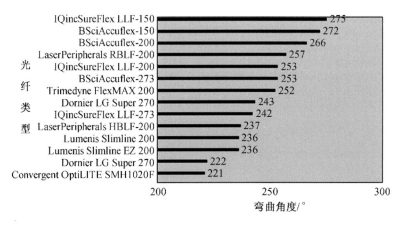

图 3-11　小型光纤的可弯曲度

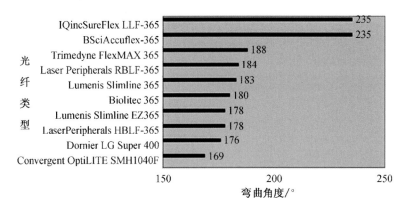

图 3-12　中型光纤的可弯曲度

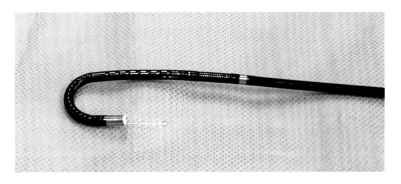

图 3-13　Olympus URF-V 使用 200 μm 光纤,其向上弯曲 180°时几乎无影响

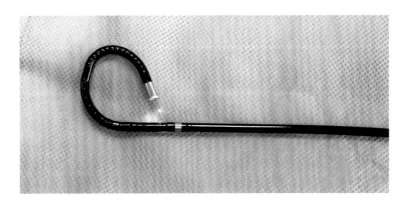

图 3-14　Olympus URF-V 使用 200 μm 光纤,其向下弯曲 275°时,约 30°弯曲度丢失

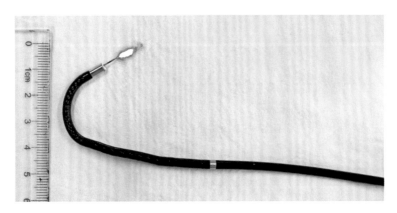

图 3-15　Olympus URF-V 使用 365 μm 光纤,其向上弯曲 180°,约 45°弯曲度丢失

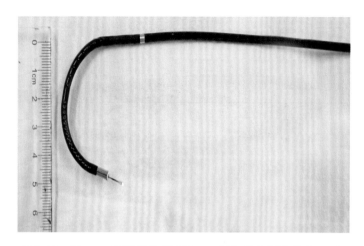

图 3-16 Olympus URF-V 使用 365 μm 光纤,其向下弯曲 275°时,
约 100°弯曲度丢失,且弯曲直径明显增大

（三）钬激光光纤的最小弯曲直径与安全能量耐受度

不同直径的光纤可弯曲的最小弯曲直径并不相同,即使是相同纤芯直径的光纤,各品牌之间仍然差异明显。在软镜操作时,我们希望使用的光纤直径更细、可弯曲度更好,同时安全承载传输的功率更大。有研究者对 24 种纤芯直径 150~365 μm 的钬激光光纤进行了评测实验。实验方法是:将各规格光纤置于水下的测试装置,设置为 180°弯曲,弯曲半径最初设置为 1.25 cm,钬激光设置参数为脉冲能量 1.2 J,频率为 10 Hz,激光持续运行 1 min 或者光纤出现损害。如果光纤无损害,则将弯曲半径再缩小 0.25 cm,重复测试,一直到弯曲半径达到 0.5 cm,或者出现光纤损害。结果显示(图 3-17、图 3-18),对于测试的各光纤的损害阈值范围很大。性能最差的光纤是 Accuflex 200,在弯曲半径是 1.75 cm 时被损坏,Innova Quartz LLF273、Convergent OptiLITI、SMH1020F 和 Dornier LightGuide Super 270 性能最好,在最大的弯曲(弯曲半径达到 0.5 cm)测试时光纤始终没有被损坏。

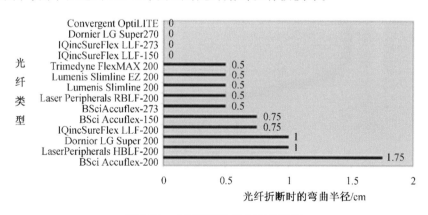

图 3-17 小型光纤的最大弯曲半径

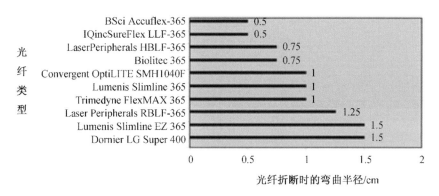

图 3-18　中型光纤的最大弯曲半径

　　通过上面的实验可以发现：① 较粗的光纤,如纤芯直径 365 μm 规格的光纤虽然平直状态下可以承载更大功率,但达到一定弯曲度后毁损折断率明显高于承载相同功率的细光纤(图 3-19)。② 相同纤芯直径的光纤(品牌不同)在相同承载功率下,其安全的可弯曲半径有明显差别,因此术前应该了解所使用的光纤在不同弯曲状态下的能量承载限额,否则在处理某些下盏结石时,伴随软镜的大角度弯曲,光纤可能因为激光过载而被熔断甚至造成软镜受损。

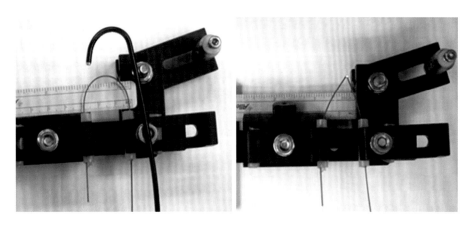

图 3-19　钬激光光纤在测试过程中光纤被折断

第三节　取石器械

　　随着新型输尿管软镜的推出,输尿管软镜不仅可以用于诊断,还可以用于治疗。配套输尿管软镜取石最常用的工具是套石网篮。

一、早期的套石网篮

　　最早套石网篮的设计为一个经典的螺旋结构,它可以套住结石并方便退出。Dormia 套石网篮由三根或四根丝做成,有的还具有可以越过结石的线样的尖端。这种螺旋设计在内镜取石的发展中保留下来(图3-20)。至今仍有较多泌尿科医生在软镜手术中仍然使用有这种设计的套石网篮。

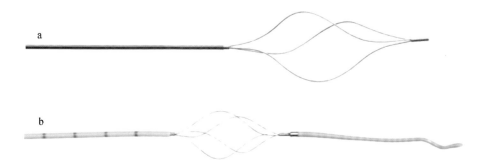

图 3-20　Dormia 的螺旋结构网篮(a) 和有线样尖端的 Dormia 网篮(b)

Dormia 网篮的螺旋设计不合适在肾内取石,尤其是肾盏内取石。伸出内镜的刚性尖端容易损伤集合系统,特别是结石在某个肾盏内时。同时,内镜与结石之间较长的距离使套住结石更为困难。

二、Segura 四丝不锈钢网篮

新一代的套石网篮是在 20 世纪 80 年代早期推出的 Segura 四丝不锈钢网篮(Cook Urological, Bloomington, IN, USA,图3-21)。该套石网篮可在一个相对较小的空间充分打开,可以在经皮肾镜取石术中从肾盂和肾盏内捕获结石和结石碎片。虽然 Segura 网篮迅速得到推广,但突起的尖端难以进入较小的肾盏,并且容易损伤肾盏组织,引起出血。

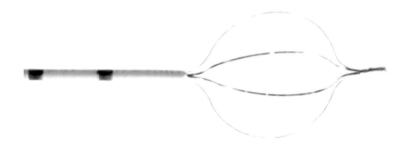

图 3-21　Segura 平丝网篮

三、镍钛合金网篮

镍钛是镍和钛的合金,镍钛合金具有灵活、有弹性、抗扭能力较强和反复操作后仍保留好的形状的特性。其材料的柔韧性可以很好地满足输尿管软镜的操作需求。第一代镍钛合金网篮如图3-22 所示。镍钛合金网篮的优势在于无尖端设计及其材料的柔韧性,可以防止操作时对肾盏组织的损伤。由于镍钛合金网篮具有很好的柔韧性,因此适合肾下盏结石的取石。此外,小直径的镍钛网篮(1.3 F)对输尿管软镜手术时的水灌流影响较小。网篮通常有两种长度:短的用于半硬性输尿管镜(65～90 cm),长的用于输尿管软镜(115～120 cm)。

网篮近端的手柄可以打开或关闭网篮;有些网篮有锁定结构(图 3-23)。不同公司制造的网篮各有特色(图 3-24,表 3-2、表 3-3)。

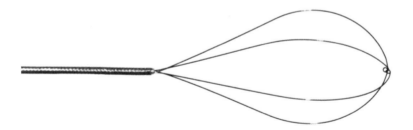

图 3-22　无尖端的镍钛合金网篮(Cook Urological,1.5 F)

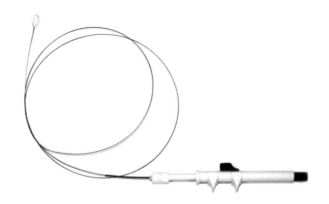

图 3-23　Cook 镍钛合金网篮

显示远端的套石网、鞘(115 cm),及控制手柄

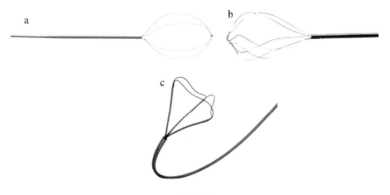

图 3-24

(a) Spherical 球形(Zerotip,波士顿科学公司)

(b) Paired wire 双线(Surcatch,英国捷锐士公司)

(c) Other 其他(NGage,库克公司)

表 3-2　镍钛合金套石网篮

形状	名称	公司	尖端	丝数	尺寸(F)	打开直径/mm
球形	NCircle	库克	无尖端	4	1.5, 2.2, 3.0, 4.5	10,20
	NCircle MegaBasket	库克	无尖端	4	2.2, 3.0	20
	NCircle Delta Wire	库克	无尖端	4	2.4	10,20
	Zerotip	波士顿科学	无尖端	4	1.9, 2.4, 3.0	12,16
	Escape	波士顿科学	无尖端	4	1.9	11~15
	Escape	波士顿科学	无尖端	4	1.3	6~11
	Dormia No-Tip	波吉斯	无尖端	4	2.2, 3.0	11,15
	Halo	圣心	无尖端	4	1.5	12
	Vantage	圣心	无尖端	4	2.4, 3.0	16
	Apex Nitinol Flat Wire	圣心	软头	4	2.4	15
	Dimension	巴德	无尖端	4	2.4,3.0	10,13,16
	Nitinol Stone Basket	医学设施	无尖端	4	3.0	12~14
螺旋形	Dormia NStone	波吉斯	软头	4	2.5, 3.0, 4.0	12.5,15
	NCircle Helical	库克	无尖端	4	3.0, 4.5	10,20
	NForce	库克	软头或5~7cm线状尖端	3	2.2, 3.2	N/a
双线	Surcatch NT	Gyrus ACMI	无尖端	6(3对)	1.9, 2.2, 3.0	16
	Paragon	圣心	软头或5cm线状尖端	6	2.4, 3.0	10
其他	NGage	库克	开放	3	1.7, 2.2	8, 11
	NCompass	库克	无尖端	16	1.7, 2.4	10,15

表3-3 不锈钢套石网篮

形状	名称	公司	尖端	丝数	尺寸(F)	打开直径/mm
球形	Segura Hemisphere	波士顿科学	软头或5cm线状尖端	4	2.4, 3.0, 4.5	16,20
	Atlas	库克	软头或5cm线状尖端	4	1.7 – 4.5	17
	Laser Flat-Wire	库克	软头	4	2.5, 3.0	17
	Platinum Class Flat-Wire	巴德	软头	4	2.4,	14
	Summit	圣心	软头或5cm线状尖端	4	3	20
	Dormia with extractable basket	波吉斯	软头	4	2.5, 3.0, 4.0	n/a
	Dormia with olive tip	波吉斯	软头	4	2.5, 3.0, 4.0	n/a
	SurLok Flat-Wire	Gyrus ACMI	软头或5cm线状尖端	4	2.4, 3.0. 4.5	16,20
螺旋形	Platinum Class Helical	巴德	软头或5cm线状尖端	4	3.0	14
	Expand 212	巴德	软头或5cm线状尖端	4	3.0	11
	Spira	圣心	软头或5cm线状尖端	4	3.0	n/a
	Rutner	库克	球样尖端	4	5.0, 7.0	14
	Captura	库克	软头或5cm线状尖端	4	1.7 – 4.5	10
	Bagley	波士顿科学	软头	4	1.9	10,
	NDormia with extractable basket	波吉斯	软头	3	1.9, 2.5, 3.0, 3.5,4.0, 5.5n/a	N/a
	Dormia with olive tip	波吉斯	软头	6(3 对)	1.9, 2.2, 3.0	16
	Pickstone	波吉斯	软头	6	2.5, 3.0,	n/a
	Surlok Helical	Gyrus ACMI	软头或5cm线状尖端	3	1.7, 2.2	8, 11
双线	Hercules	圣心	软头或5cm线状尖端	6	3.0	11
	Surcatch	Gyrus ACMI	软头或5cm线状尖端	3 对	2.4, 3.0	11
	Gemini	波士顿科学	软头或5cm线状尖端	3 ~5 对	2.4, 3.0	11,14
其他	Lithocatch	波士顿科学	软头	12	2.2	7
	Leslie Parachute	波士顿科学	软头或5cm线状尖端	8	3.1	11

中篇

输尿管软镜的损耗与减损对策

第四章　输尿管软镜的易损原因

作为经泌尿系统自然腔道的一种内镜技术,输尿管软镜技术正日渐显示其优越性,它比输尿管硬镜更加微创、手术适应证更广、并发症更少。但其价格昂贵,更易被损坏,维修周期长且费用高。由于输尿管软镜具有易碎性,反复弯曲镜体也容易磨损,因此,性价比低是软镜的主要缺点。此外,维护时清洗、消毒方法不当,以及包装、储存、运输过程中均可导致镜体内光纤断裂,这类非手术原因约占输尿管软镜损耗的72%。

2005年,Sooriakumaranl及其同事查阅了2002年2月1日至2003年1月31日间的多项输尿管软镜维修记录,分析了英国输尿管软镜使用损坏的情况,共调查78支输尿管软镜(Olympus URF-P3)的维修情况,其中48支(61%)输尿管软镜有被送至软镜制造商处修理的记录,30支(27%)有被送到制造商推荐的服务点维修的记录(每6~12个月)。35支输尿管软镜(73%)返修的原因是被损坏。在这35支被损坏的输尿管软镜中,有18支(51%)被成功修复,并返回给客户;另外17支(49%)主要因为维修费用较高,客户选择不修复,而停止使用。由此看来,输尿管软镜设备在使用与维护过程中易受损,且维修成本较高,影响了输尿管软镜设备的正常使用与临床推广。

输尿管软镜的材料、结构及使用环境决定了其使用过程就是损耗过程。随着使用次数的增多,软镜最终会因损耗而返厂维修。如果术者充分了解输尿管软镜设备、钬激光、UAS鞘、各类导丝、网篮的性能特点,在操作中把握细节,就可以尽量延长软镜的使用寿命,尽量避免毁损性故障的发生。江苏省中医院近4年来主要使用Olympus P5和URF-V、POLY组合镜三套软镜系统,在完成近千例手术中出现9次一体镜漏水、1次URF-V末端CCD损坏、1次POLY组合镜成像光纤非手术时间意外折断、2次P5软镜成像黑斑。其中Olympus URF-V最多完成146例次手术操作,最终因镜鞘外皮套管老化开裂突然出现多处漏水而返厂维修。

输尿管软镜设备的易损原因,可简要地归纳为输尿管软镜的结构因素、钬激光能量及光纤因素、输尿管通道鞘(UAS)因素、肾脏解剖与结石因素及输尿管软镜日常维护中的因素等五类。

第一节　输尿管软镜的结构因素

从输尿管软镜的结构可以看出,在镜体紧凑的空间内需要通过相关敏感技术将几件微小的设施布置在里面,结构非常复杂,而其中最脆弱的部分是轴。尽管输尿管软镜中应用了微技术材料,但是这些材料还必须具备灵活性、抗碎性,能够施行扭转力矩控制。

输尿管软镜的套管具有三层结构:外面为液体涂层,中间为金属编织层,内面为金属线圈层。在内层还有光学系统,由6 000 支约70 μm 连贯的光纤束组成,具有传送图像的作用,此外还有非连贯的光透射束。输尿管软镜其余部件是通道,主要是用于水的灌注或组织活检的通道(1.2 mm)。双向角度的引导丝可以允许输尿管软镜在一定范围内改变方向,而且不改变其内部的直径大小。输尿管软镜轴轻度损坏可能仅表现为外层剥损,严重损坏者输尿管软镜轴完全碎裂(图4-1)。

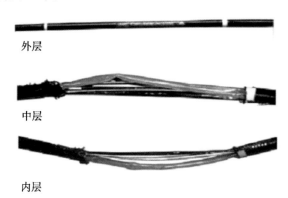

外层

中层

内层

图 4-1　输尿管软镜轴损坏的表现

随着软镜技术的发展,在提高软镜使用率方面,美国 ACMI 公司提出了新的思路,他们将轴的部分做成连续的刚性结构,但将镜体的远端做成软性结构(图4-2)。如型号为 DUR-8 的输尿管软镜,这种软镜远端具有很好的灵活性,但同时镜体又具有很好的耐用性。研究表明,DUR-8 型输尿管软镜至少可以使用25次。另外,该公司生产的 DUR-8 Elite 型输尿管软镜引入二次偏向转角,有利于手术的操作,尤其是在肾下极的操作。

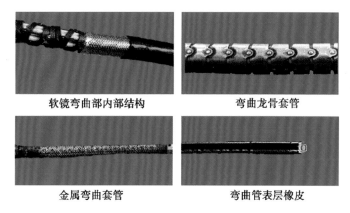

软镜弯曲部内部结构　　　弯曲龙骨套管

金属弯曲套管　　　弯曲管表层橡皮

图 4-2　软镜的基本构造

Carey 等对佛罗里达州立大学医学院输尿管软镜的耐用性以及外包维修费用进行了一项前瞻性研究,研究中对501 例行输尿管镜手术的病例进行了分析,其中281 例行半硬镜手术,220 例应用翻新的 DUR-8 型或DUR-8Elite 型输尿管软镜进行手术,结果发现,应用半硬镜后无一例需要维修,而输尿管软镜共有 32 次发生严重的断裂,经外包的公司进行维修后的软镜平均每次只能应用6.9 次,据此认为输尿管软镜经过综合维修后非常易损,耐用性较差。

随着数码技术的发展,电子软镜设备在临床的应用逐渐增多。由于电子软镜与纤维软镜的构造特点不同,电子软镜比纤维软镜的图像更清晰,也更耐用。电子软镜的图像采集是通过镜体头部 1 mm 大小的数码相机,利用电子传递产生数字图像,并且可以自动对焦,镜体头部为双 LED 照明;而纤维软镜采用光导纤维传递模拟图像,易产生颗粒感,导纤更易折断损坏,多次使用后镜体易变形,操作过程中增加了进镜时的阻力,粗暴操作更易导致镜体损伤。一项研究表明,将 F3.6 的器械置入镜体后,纤维软镜和电子软镜弯曲降低分别为 8% ~ 50.6% 和 0 ~ 21.1%;经过 22 例手术后,电子软镜弯曲度未变,而纤维软镜的弯曲度平均降低了 10°。然而,由于电子软镜镜体通过相对狭窄的输尿管腔和肾盏颈部时可能受阻,反复应用后增加镜头损坏的风险(图 4-3)。

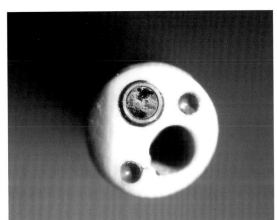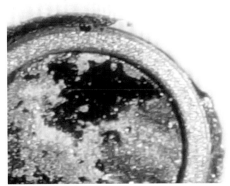

图 4-3　长期使用后输尿管软镜尖端镜头通道密封胶脱落导致前组镜片进水

传统的一体式输尿管软镜价格昂贵,术中极易受损,维修周期长。可拆卸组合式输尿管软镜将摄像光纤成像系统等核心价值部件设计成独立分体部分。组合镜应用耗材型软镜导管系统(降低维修成本),独立的成像通道、导光通道、灌洗及器械通道,微小的蓝宝石玻璃片在镜子远端密封住光学通道,成像光纤不与患者直接接触,目镜、摄像头和光缆可与镜体分离,无须消毒并有专用三节臂装配在手术台上。这种新型分体式组合输尿管软镜操作简便、视野清晰,镜身、内镜、套管等易损件可以随时拆卸、组装、更换,增加了软镜的耐用性,降低了手术过程中因输尿管软镜损坏而导致患者二次手术的风险、维护维修的成本及患者的费用,缩短了维修周期,利于软镜技术的推广。同时,杜绝了重复使用可能引起交叉感染的隐患。但软镜操作前连接安装相对烦琐,软镜仅可单方向弯曲,弯曲时定位感欠佳。

与光学一体镜的石英纤维束不同,POLY 成像光纤为单根光纤 10 000 像素导像纤维,不会因为部分光纤折断而造成黑斑,也没有网格虚影。不过单根光纤也会带来脆弱易折的问题(大部分发生在光纤头端成像部分与传导部分结合的位置)(图 4-4)。

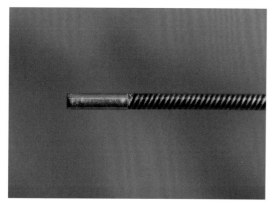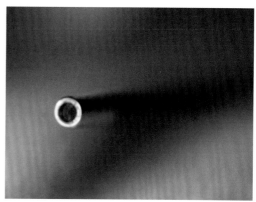

图 4-4　POLY 成像光纤

此外,插入过程中的暴力操作可能导致成像光纤的折断,这是因为成像光纤头端成像部分与传导部分结合的位置不能被弯曲,此处受力易导致光纤折断(图 4-5、图 4-6)。成像光纤应当在干燥密封的镜鞘内工作,多次重复使用的镜鞘(老化)、钬激光损伤(过大功率、腔

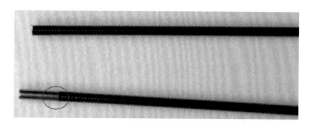

图 4-5　成像光纤的折断

内激发、弯曲插入)等均可能造成成像光纤通道进水,长此以往有可能造成成像光纤光路污染(图 4-7)。

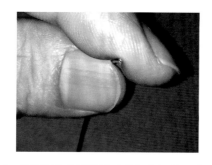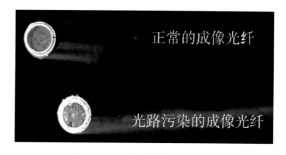

图 4-6　移位器牵拉过紧导致成像光纤前组镜片脱失　　　图 4-7　成像光纤的光路污染

正常的成像光纤

光路污染的成像光纤

　　尽管新一代的输尿管软镜耐用性比以前有所提高,但设计的改良只能在一定程度上减少损害,而输尿管软镜的易损特点是临床应用中不可回避的现实问题。输尿管软镜的可弯曲性是其最大的优点,同时又是其易受损的最重要因素之一。

第二节　输尿管通道鞘因素

　　输尿管通道鞘(UAS)能显著降低肾盂内压力(renal pelvic pressure,RPP),同时避免了来自于输尿管组织对软镜镜体的切向阻力,在输尿管软镜手术时,使用 UAS 可在一定程度上保护输尿管软镜。若输尿管软镜术中未置入 UAS,以输尿管硬镜预扩张输尿管后,经或不经安全导丝引导直接进镜虽然同样可以完成手术,但软镜在长时间克服镜体切向阻力的状态下其使用寿命可能缩短,易发生镜体损坏,并且其在肾盂、肾盏内的活动度受影响,碎石的成功率可能降低。

　　UAS 放置位置不恰当同样会导致输尿管软镜非正常耗损。当 UAS 放置过高,外鞘端口面进入肾盂时处理上、中盏结石可能影响不大,但在软镜弯曲并准备进入下盏时,其弯曲部往往部分存留于鞘内,软镜弯曲受限而无法进入下盏,若此时手术者未意识到原因所在,而一味弯曲扭转软镜,势必造成相对锐利的外鞘边缘在软镜表面反复切割导致镜体异常破损(图 4-8)。

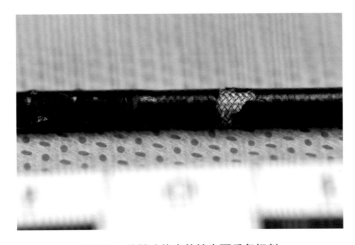

图 4-8　外鞘边缘在软镜表面反复切割

　　UAS 建立了体外通向上尿路的通道,有利于术者操作软镜多次反复进入肾盂进行取石、活检等操作。由于 UAS 与鞘平面以上输尿管并非处于一条直线上,若 UAS 与鞘平面以上输尿管夹角明显,则软镜自 UAS 中抽出时鞘口对软镜的切割作用亦较明显,当软镜取出受阻时,反复地用暴力外拔将会导致软镜镜鞘受损。我们的经验是:当软镜外拔受限、阻力明显时,需要有个轻轻地将 UAS 外拉的动作,利用 UAS 将鞘平面以上输尿管拉直,使两者成角消失或变大,此时软镜往往可以顺利取出。

第三节　光纤及激光能量因素

　　大约28%的软镜损坏是因为激光使用不当,激光发射离镜体太近或根本就在镜体内。为避免这一因素造成镜体的损害,电子输尿管软镜采用内镜保护系统(endoscope protection system,EPS),有效地防止了误激发对软镜的损害。Keith 等研究发现,在体外,当光纤距伸直状态的镜头为 1.55 mm、距弯曲状态的镜头 1.28 mm 时,软镜中电子传感器的光学反馈会关闭激光的激发。

　　操作中钬激光光纤伸出过短(距镜体尖端过近),甚至在软镜工作通道内激发是损坏输尿管软镜较为常见的因素之一（图4-9）。此外，光纤断裂在使用前未发现，当激发钬激光光纤时，镜体易造成损坏甚至完全蚀穿（图4-10）。此外，Seto等通过实验研究发现，活检钳等通过工作通道时对软镜的损伤较轻微，但200～250 μm的光纤通过时可造成工作通道损伤，尤其是在软镜弯曲超过120°时，光纤甚至不能通过工作通道，此时若粗暴操作或操作经验不足，易造成镜体损伤。因此建议最好在软镜处于伸直状态下置入辅助工具。多次使用的软镜，其弯曲部往往始终处于一定程度的扭曲状态，此种情况下可以在软镜未进入UAS时提前将光纤置入。

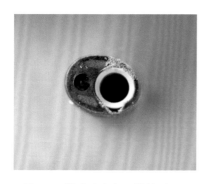 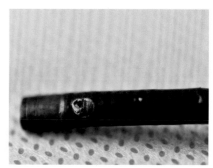

图4-9　钬激光光纤距镜体过近，　　　　　图4-10　光纤断裂在镜内并
造成镜体尖端烧蚀（STORZ XC）　　　　　　　造成镜体完全蚀穿

同时，由于工作通道的口径是固定的，选择细的光纤能够保留更多的通道内空隙，以利术中灌注，而后者保证了碎石术中良好的操作视野。选择较粗的光纤将使得工作通道腔隙更为狭小，而为了保证手术视野，维持灌注流量，势必需要提高灌注压力。过高的灌注压力将加重工作通道材料的疲劳，缩短软镜使用寿命；更重要的是，末梢切削后较粗的光纤末端毛糙、尖锐、坚硬，易损坏软镜工作通道内的薄涂层，轻者可能导致软镜密封性破坏，术后软镜检测时出现漏气现象。而一旦出现严重戳伤，即可损坏外部的导光束，甚至使输尿管软镜报废。

钬激光光纤激发时不应过于接近软镜镜体。正常情况下，钬激光光纤在软镜视野中刚刚出现时，光纤末端伸出通道1.0～1.5 mm。一般认为光纤伸出工作通道>3.0 mm是安全的，但随着钬激光碎石功率的增加，这种安全距离也就变成了相对安全距离。同时，随着碎石过程中光纤的不断消耗，距镜头的距离逐渐缩短，需及时调整光纤外露出的长度（图4-11）。

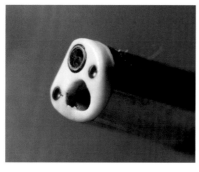 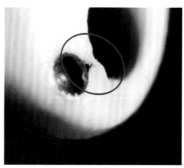

图4-11　钬激光造成镜体工作通道陶瓷环熔蚀

此外,手术者在术前应当详细了解所用光纤的性能和特点,选择合适的碎石能量。如果超过光纤所能承载的高功率输出,极易造成光纤熔断,特别是导致光纤的弯曲部熔断,从而使软镜不可避免地遭受毁损。

第四节　肾脏解剖与结石因素

一、肾脏解剖因素

肾脏内结石的位置以及独特的解剖学特点影响了输尿管软镜的碎石成功率。有研究显示,肾下盏漏斗部长度 <3 cm 时碎石成功率为 88.2% ,而 >3 cm 时碎石成功率为 61.1%。此外,肾盂与肾下盏的夹角与碎石成功率有一定的关联。当夹角 >90° 时,碎石成功率为 87.3% ;夹角为 30° ~90°时,成功率为 74.3% ;而夹角 <30°时,成功率为 0。因此,对肾盂与肾下盏的夹角较小、肾下盏漏斗部长度较长的患者,无论手术最终成功与否,均会使软镜反复弯曲或过度弯曲,加重软镜的损耗。

二、结石因素

对于直径 >2 cm 的结石,在进行输尿管软镜碎石时,碎石时间过长,除了使肾脏损害和感染的发生率增加之外,还可加重镜体的损耗。尤其是近年来随着输尿管软镜技术的不断发展,专科医生技术水平逐渐提高,对结石负荷较大的肾盂、肾盏结石,甚至铸型结石,选择软镜下碎石术,当钬激光碎石效率较低或结石坚硬难碎时,碎石时间延长,反复长时间大角度地弯曲镜体,易于加快软镜的损耗。结石部位也是可能造成软镜异常损耗的因素。相较于输尿管硬镜,用输尿管软镜直接处理输尿管上段结石具有较多优势:利用 UAS 可以实现低压循环灌注,视野清晰,尿源性感染发生率低,碎石角度很少受限,碎石颗粒细小且不惧结石上移入肾。不过由于手术空间狭小且封闭,碎石特别是粉碎较大负荷结石时,产生的大量碎石颗粒非常容易随灌注回水堆积并嵌顿于 UAS 鞘内壁与镜体之间,导致软镜活动受限,甚至造成镜体胶皮异常磨损。

如何预防此类因素造成的软镜异常损耗? 我们的经验是: ① 必须要使用 UAS,并将其放置于结石下方。如果不使用 UAS,直接上镜碎石,碎石颗粒会不可避免地堆积于输尿管壁与软镜之间,且无法利用网篮多次取石,更容易造成软镜抱死、移动困难甚至无法拔出,手术难度增大的同时也造成软镜异常耗损。② 尽可能选取更为纤细且无须过多考虑耗损的软镜,POLY F8 组合式软镜是较好的选择。③ 钬激光小功率碎石,特别在碎石的开始阶段,力求完全粉末化碎石。④ 选取一个易于操控的角度,尽快以粉末化碎石方式将结石贯通,使结石颗粒直接飘入肾盂而不再堆积于鞘内。若结石较小,亦可以将其直接推入肾盂后进行碎石。⑤ 一旦感觉手中软镜在移动中出现异常摩擦,则暂停碎石操作,以冲水或网篮取出鞘中的碎石。

第五节　软镜日常维护中的因素

手工方法或自动消毒清洗技术均可用于软镜的清洁,不符合要求的清洗、消毒方法可能会造成软镜的损坏。有研究显示,激光对软镜损坏只占28%,输尿管软镜轴的损坏占43%。轴的损坏多是由于输尿管软镜放入储存箱时的人为因素造成的,故对输尿管软镜的储存也有要求。若储存空间太小、与其他设备混放或将其他设备置于输尿管软镜之上,均可导致镜体损坏。因而,不按特定软镜的说明方法对软镜进行清洗、消毒、存储均可导致软镜的损坏。

一体式软镜在术前须进行必要的压力测漏。有研究证明,若未进行检查,存在泄漏的软镜在操作中可能导致更大的损坏,引起高昂的维修费用。对于组合式输尿管软镜,尽管摄像光纤成像系统等核心部件可组装更换、光学系统采用单根光纤技术,但成像光纤价格昂贵,若存在折叠、成角,可能导致光纤的损坏。同时在清洗输尿管软镜套管时,若未将成像光纤通道前端处于"Off"状态并旋紧密封帽,则容易进水而造成损坏。

值得一提的是,无论是一体式或组合式软镜,若由非正规培训的医生操作软镜设备或钬激光,以及非专科的护理人员进行术中配合、术后清洗、消毒、存储软镜设备,均可能增加损坏的概率。

第五章　输尿管软镜设备的减损对策

　　鉴于输尿管软镜的特殊结构及临床优化的目的,输尿管软镜设计不可避免地要较其他设备的直径小,且更容易破碎。另外,输尿管软镜设计使用了一个或多个转轴,使其更容易频繁损坏。研究发现,输尿管软镜单独使用6~15次后,就需要维修。有报道描述了同样的两支输尿管软镜在分别使用7次和13次后发生损坏,但它们损坏的原因却不尽相同。前者是因为激光损伤,后者是因为转向轴的损坏。因此,针对原因探讨解决问题的对策至关重要,现将输尿管软镜的减损对策概括为以下三个方面。

第一节　软镜的设计改良与配件应用

　　一体式输尿管软镜价格昂贵,使用寿命及使用次数与操作者的使用技巧有关,较容易损坏,常见旋转装置损坏造成镜头弯曲障碍、工作通道损坏等。尤其是在钬激光碎石手术过程中,钬激光光纤极易损坏镜头或镜身胶皮等密封系统,造成屏幕图像上呈现黑点或摄像光纤内进水使成像模糊。一旦出现损坏,维修周期长,维修费用极高(可占新内窥镜价值的70%),甚至造成整套输尿管软镜报废。目前,国内不少医院使用组合式输尿管软镜,它由可重复使用的光纤系统,一次性使用、消毒包装及可转弯、多通道的内窥镜套管共同组成。光纤不会受到污染,因此无须对光纤系统进行消毒,这样可以相对延长光纤的使用寿命。新型可拆卸组合式输尿管软镜是将摄像光纤成像系统等核心部件设计成独立分体部分,镜身内窥镜套管等易损件可以随时拆卸、组装、更换。其光学系统采用了单根光纤新技术,不同于传统的石英集合光纤结构,具有1万像素,传输图像清晰、稳定,而且不会因为操作过程中部分光纤折断而造成黑斑现象,也没有网格或蜂窝状虚影。它可以很方便地置入200μm或365μm钬激光光纤或取石网篮等,镜头可以最大弯曲225°,即使在置入器械,如碎石光纤、活检钳等情况下,也可以弯曲180°,能较好地满足工作需要。并且软镜的目镜、摄像光纤和摄像头通过一个三节臂固定在手术床上,减轻了软镜手柄的重量,方便术者操作。

　　无论是一体镜还是组合镜,纤维镜还是电子镜,由于无法改变可弯曲性的结构特点,一些研究者认为,可以通过改进输尿管软镜的相关配件的耐用性与实用性来提高输尿管软镜的使用寿命,输尿管软镜的相关配件主要有UAS、钬激光纤维以及镍钛记忆合金装置。已有报道,通过改进输尿管软镜的相关配件,使得输尿管软镜平均使用寿命延长。输尿管软镜扩张鞘的使用,不仅方便了输尿管软镜进入输尿管,而且可以明显减小输尿管软镜前端通过输尿管口的应力。镍钛记忆合金装置(如抓石器和取石篮)及超细激光纤维的使用均可降低成角的紧张度并保持其转角可以达到最大限度,这尤其有利于肾下极结石的处理。一项研究发现,在激光碎石时,使用工作通道导管并不会显著增加输尿管软镜的损坏。输尿管软镜中的工作通道导管被设计成防止激光损伤的套管。由于工作通道导管具有一定的刚性,使得输尿管软镜具有更好的耐用性与坚固性,并且对输尿管软镜具有一定的保护作用,但是工作通道导管的刚性又会对输尿管软镜的肾下极及肾内手术时的偏向转角产生影响,因此对这些因素必须审慎考虑。

第二节　软镜操作中的减损对策

了解输尿管软镜设备操作中的易损因素,可为我们提供减少输尿管软镜设备使用中被损坏的对策。

一、肾脏腔内解剖学的评估

术前对患者进行仔细的肾解剖学特点的评估,尤其是需要到达的病变部位的肾下盏的评估至关重要。对于特殊的病例,术前需考虑输尿管软镜可能无法到达或发现病变的情况,并制定好补救措施。切不可术前评估不足,术中反复尝试,造成镜体的损坏,并对患者肾盂、肾盏黏膜造成损伤。

二、对结石的评估

在选择输尿管软镜碎石前,对手术的成功率或一次清石率需要进行评估,评估时需结合钬激光的性能、操作者的水平,并对结石的大小、数目、位置、质地等进行综合评估。对结石负荷大、数目多、位置特殊、质地硬的结石,分期手术无论是对手术的安全性还是减少软镜的损耗,都是十分有益的。

三、术前软镜设备和钬激光光纤的检测

操作前要注意识别软镜的早期损坏。有研究通过对两组输尿管软镜下钬激光碎石术的比较发现,未做好压力测漏工作,导致软镜的损害,平均造成 9 952.80 美元的维修费用损失($P < 0.05$)(3.1%),而做好镜体维护可显著节约成本,减少停机时间。压力泄漏测试可显著控制输尿管软镜维修成本,泄漏测试机制可防止对输尿管软镜的进一步损害,避免不必要的修理费用增长,延长设备的使用寿命。此外,操作前对于钬激光光纤的检测也十分重要,尤其是光纤中部的微小折断或表皮破损都可能导致镜体的致命性损坏。

四、操作中 UAS 的使用及注意事项

操作中 UAS 的使用对软镜的保护可以说是设计的改进,亦可作为操作中减损的重要措施,尤其是需要反复进出肾盂取石时,鞘不仅可保护镜体,还可使进镜更加迅捷,并有利于碎石的排出,提高了手术的成功率和操作效率。同时,输尿管软镜在操作时要仔细、轻柔,进镜

前在体外保持输尿管软镜处于伸直状态,可以有利于手术操作时软镜顶端的偏向转角,并防止软镜的元件处于过度的应力和张力状态。由于操作通道与进水共用一个腔道,术中尽可能使用较细的光纤,以获得相对大的冲洗液流量,提高视野清晰度。插入光纤时必须使输尿管软镜保持伸直状态,顶端可超出输尿管软镜 2～3 mm,看清结石位置后,再回撤 1～2 mm,调节软镜的弯曲度,使光纤顶端直抵结石,以减少光纤顶端对镜体的损坏。

第三节　软镜维护保养中的减损对策

输尿管软镜应每 6 个月定期保养一次。输尿管软镜消毒方法应按生产商的要求进行,切不可随意性消毒。一旦发现镜体有问题就应停止使用并送修,避免更大的问题发生。镜体的保养也要可追溯,并有责任人负责制。

尽量避免扭转或碰碎输尿管软镜套管系统。输尿管软镜应存放在指定的存储柜,并且空间要足够大。输尿管软镜应保存在专用手推车上,避免其他物品置于其上。另外,要小心输尿管软镜摔落于地而发生损坏。必须要做输尿管软镜泄漏测试。泄漏测试应在手术前和每次使用输尿管镜之后进行(图 5-1、图 5-2)。

研究数据显示,进行输尿管软镜的定期保养,可以延长使用周期,使用周期平均 >2 年,而没有定期保养的输尿管软镜使用周期往往 <1 年。根据特定的输尿管软镜,其保养服务主要涉及以下几点:① 整镜的评估;② 清洗和消毒;③ 通道的刷洗和清洁;④ 输尿管软镜的外件清洗;⑤ 弯曲部的外盖更换;⑥ 术前和术后输尿管软镜泄漏检测;⑦ 重新调整角度线。

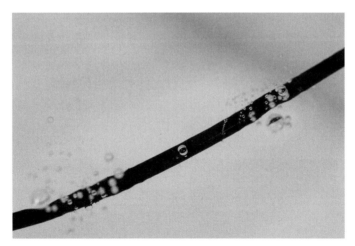

图 5-1

完成 146 例手术后,软镜镜体表面保护胶套老化,出现裂纹并多处"气漏"(Olympus URF-V)

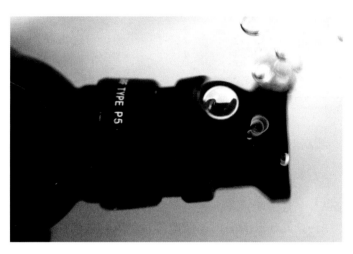

图 5-2

测压时发现测压计压力无法维持,软镜插入部并无渗漏,进一步检测发现渗漏发生在目镜胶合处缝隙

如果对镜体进行大修,则包含更换套管组件、安装新的光学和光传输的光纤系统、新的工作通道体系以及一个新的偏转系统(弯曲部分)。软镜除了镜体的控制体、导光管和目镜不更换外,其他大部分需更换。当然,此过程也需注意有关输尿管软镜配件的保养。

对输尿管软镜进行术后维护时,需做好输尿管软镜以及配套精密器械的清洗保养工作,将输尿管软镜放置于单独的储镜盒内,做好软镜的压力测漏工作,轻拿轻放,做到专人管理,定点放置,定时保养,以延长其使用寿命,并做好使用登记工作。此外,术后还需注意保养相关附件设备,如显示器、冷光源、钬激光机器、腔内灌注泵等,均应擦拭干净,推至精密仪器固定位置,并做好使用记录,使其处于最佳备用状态。

操作中应该尽可能地避免扭曲或压缩镜体;储存时应单独置于特制的储镜盒内;需按生产者指定方法进行消毒;取镜时务必防止掉落或撞击于其他坚硬的物品上;术前和术后都应进行常规的压力测漏;每6月检修一次,并建立使用、维修记录档案。输尿管软镜应进行彻底的漏水检测,未注意到内镜漏水而继续使用,不仅会造成纤维镜光导折损逐渐严重,还可能引起内镜图像消失。手术中如果发生如图 5-3 至图 5-5 所示的异常现象,需立即停止使用内镜,并改用备用内镜。

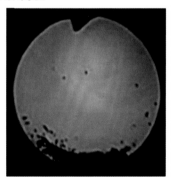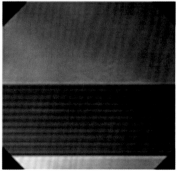

图 5-3 画面异常或有噪点现象出现

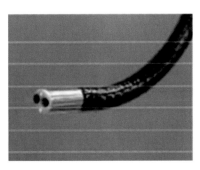
图 5-4　软镜的光亮不足

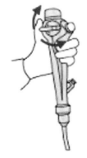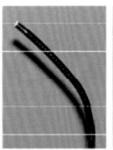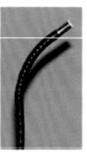
图 5-5　软镜的弯曲度减小或不能弯曲

输尿管软镜漏水的原因主要为：

1. 弯曲部表皮损坏

① 在扩张管鞘中拔出内镜时应先将弯曲部伸直(图 5-6)。

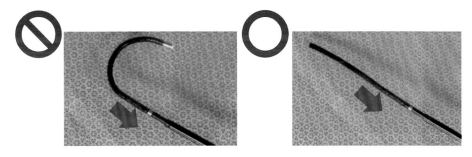
图 5-6　伸直弯曲部

② 当从扩张鞘中拔出内镜时,若能感觉到结石等物体的阻碍,可将内镜与扩张管鞘一同拔出(图 5-7)。

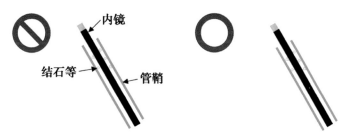
图 5-7　内镜与扩张管鞘一同拔出

2. 工作通道 CH 破损

① 激光误照射所致,在监视器上对探头和激光的瞄准光束的位置进行确认后再发射激光(图 5-8)。

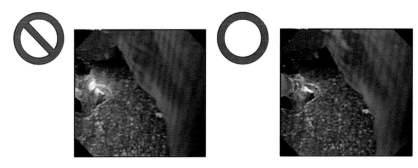

图 5-8 确认位置后再发射激光

②由激光光纤头造成的工作通道 CH 破损,插入激光探头时,应尽可能将弯曲部位伸直后再插入(图 5-9)。

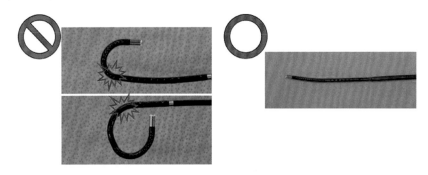

图 5-9 插入激光探头时,应尽可能将弯曲部位伸直后再插入

3. 未能扣紧 ETO 帽(图 5-10)

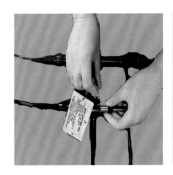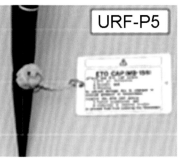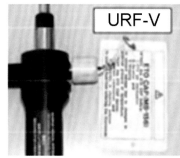

图 5-10 扣紧 ETO 帽

4. 软镜插入部异常

软镜插入部折损、压痕、老化、脱落均可致漏水。尤其是勿使插入部的弯曲半径小于 10 cm,否则会导致插入部损坏(图 5-11)。

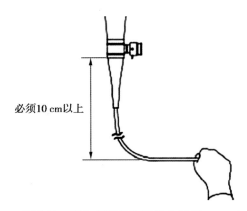

必须10 cm以上

图 5-11 插入部弯曲部半径大于 10 cm

总之,降低输尿管软镜损坏的频率和严重程度,会明显减少维修的费用。对医生操作及激光使用的培训、辅助人员对软镜设备的维修与保养的培训对节约维修成本同样是非常必要的。

下篇

输尿管软镜技术的应用

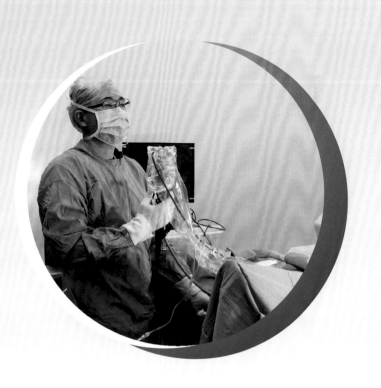

第六章 输尿管软镜手术径路的解剖标志

男性尿道兼有排尿和排精的功能。起于膀胱的尿道内口,终于尿道外口。成年男性尿道长 16~22 cm;全长分为三部,即前列腺部、膜部和海绵体部。临床上称前列腺部和膜部为后尿道,海绵体部为前尿道(图 6-1、图 6-2)。

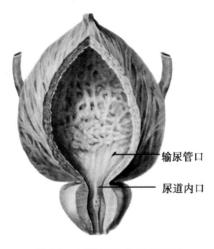
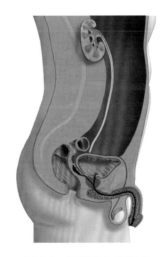

输尿管口

尿道内口

图 6-1　男性尿道的冠状切面　　　　图 6-2　尿路的矢状切面

(1) 前列腺部(prostatic part):为尿道贯穿前列腺的部分,长约 2.5 cm,管腔中部扩大呈梭形。其后壁上有射精管和前列腺排泄管的开口。

(2) 膜部(membranous part):为尿道贯穿尿生殖膈的部分,短而窄,长约 1.2 cm,其周围有尿道括约肌(骨骼肌)环绕,可控制排尿。

(3) 海绵体部(cavernous part):为尿道贯穿尿道海绵体的部分,长约 15 cm。

男性尿道在行径中粗细不一,有三处狭窄、三处扩大和两个弯曲。三处狭窄分别位于尿道内口、膜部和尿道外口。三处扩大分别位于前列腺部、尿道球部和尿道舟状窝。两个弯曲:一为耻骨下弯,在耻骨联合的下方,凹向前上方,位于前列腺部、膜部和海绵体部的起始段,此弯恒定无变化;另一个弯曲为耻骨前弯,在耻骨联合前下方,凹向后下方,位于海绵体部,如将阴茎向上提起,此弯曲可以消失。临床上向男性尿道插入导尿管或器械时,便采取这种方法。

女性尿道(female urethra)较男性尿道短、宽,且较直,长约 5 cm,仅有排尿功能。起于膀胱的尿道内口,经阴道前方行向前下,穿过尿生殖膈,以尿道外口开口于阴道前庭。尿道穿越尿生殖膈时,周围有尿道阴道括约肌(骨骼肌)环绕,可控制排尿。

膀胱为锥体形囊状肌性器官,位于小骨盆腔的前部。成年人的膀胱位于骨盆内,为一贮存尿液的器官,膀胱容量为 300 ~ 500 mL。膀胱底的内面有三角形区,称为膀胱三角,位于两输尿管口和尿道内口三者的连线之间。膀胱的下部有尿道内口,膀胱三角的两后上角是输尿管开口的地方。膀胱三角的两侧缘为三角区和膀胱两侧壁的分界线,三角底线以外区域为三角后区,其他部分为膀胱前壁。两个输尿管口之间的皱襞,称为输尿管间襞(interureteric fold),膀胱镜下所见为一苍白带,是临床寻找输尿管口的标志。

第二节　输尿管径路的解剖标志

输尿管为连接肾盂与膀胱的双侧管状空腔器官,可起到引流尿液的作用。一般成年人输尿管长 25 ~ 30 cm,宽 4 ~ 5 mm,壁厚而腔窄。管壁从内到外由输尿管黏膜、肌层和外膜组成。输尿管起始于肾脏动静脉后方的输尿管肾盂连接部(UPJ),然后在腰大肌前方向内下行走,进入骨盆后即向前跨过髂总动脉,随后向后内侧、向膀胱后方走行,穿入膀胱壁内形成输尿管膀胱连接部(UVJ),止于膀胱腔内的输尿管开口。

一、输尿管的生理狭窄和分段

(一)输尿管开口

输尿管肌层接近膀胱时形成纤维肌肉鞘(Waldeyer 鞘),纵行包绕输尿管,斜行穿过膀胱壁,走行 1.5 ~ 2 cm,开口于膀胱腔内,这种结构被认为可防止尿液从膀胱反流入输尿管。输尿管开口外形多变,可分为 4 型:正常形(沟穴状)、运动场形、马蹄形和高尔夫球洞形(图 6-3 A 至 D)。根据 671 例输尿管开口的调查,正常形占 54%,运动场形占 23%,马蹄形占 15%,高尔夫球洞形

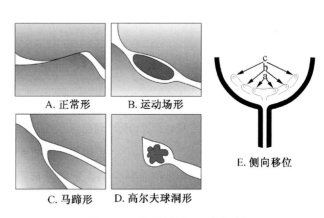

A. 正常形　B. 运动场形

C. 马蹄形　D. 高尔夫球洞形

E. 侧向移位

图 6-3　正常输尿管开口与位置

占 8%。双侧输尿管开口通常对称,两者间距在膀胱空虚时约为 2.5 cm,在膀胱充盈时约为 5 cm。一些输尿管开口可能会存在侧向移位,甚至侧向移位极其明显(图 6-3E)。有研究表明,高尔夫球洞形输尿管开口和双侧开口存在极其明显的侧向移位时常预示容易发生输尿管反流。

(二)生理狭窄与分段

通常输尿管管腔有三个明显的生理性狭窄,分别为输尿管肾盂连接部、跨髂血管处和输

尿管膀胱连接部(图6-4)。这三处部位是泌尿系结石容易停留的部位,也是可能会限制输尿管镜成功通过的部位。以这些狭窄为标记将输尿管分为腹部、盆部和壁间部。腹部为输尿管肾盂连接部至髂动脉,盆部为髂动脉至膀胱,壁间部为输尿管膀胱段。这种解剖分类有助于输尿管腔内操作时确定镜检行程和位置。在影像学读片时,输尿管又通常以骶髂关节为界分为上、中、下三段:上段为肾盂至骶骨上缘,中段为跨骶骨上下缘,下段为骶骨下缘至膀胱内(图6-4、图6-5)。

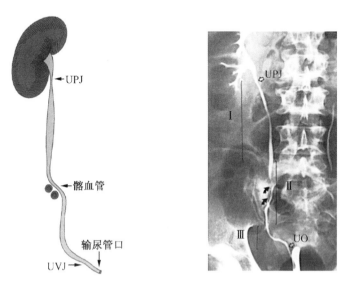

A. 输尿管生理狭窄部位　　B. 静脉尿路造影的输尿管狭窄和影像学分段

图6-4　正常输尿管狭窄和分段

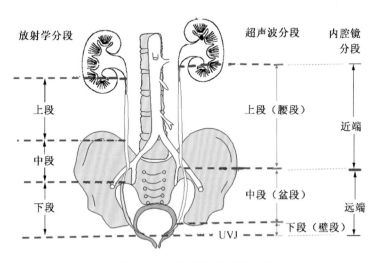

图6-5　输尿管影像学腔镜分段

二、输尿管蠕动

尿液经由肾盂排入输尿管后通过输尿管蠕动排入膀胱。输尿管蠕动波正常起源于肾内集合系统近端起搏点,向输尿管远端传播,产生输尿管蠕动和收缩,使得尿液不断向前。输尿管蠕动频率为 2 ~ 10 次/s,幅度为 3 cm/s,静息压力为 0 ~ 5 cmH$_2$O,收缩压力为 20 ~ 80 cmH$_2$O。

当行肾造瘘或逆行置入导管时,由于尿液通过导管引出,肾盂和输尿管失去尿液充盈,输尿管蠕动基本停止。当输尿管内压力升高时,输尿管蠕动频率和幅度会短暂升高,但随着时间的延长,输尿管蠕动开始下降。

三、异常输尿管

(一)输尿管的内侧移位

腹部输尿管 2/3 距腰椎横突约 1 cm 以上。小于该距离的输尿管内侧移位曾一度被认为是腹膜后纤维化的特征性改变,但现在认为正常人同样可以出现单侧或双侧输尿管的内侧移位。两者的差别在于正常人的输尿管内侧移位,并不见肾脏集合系统扩张,可能与腰大肌外形差异有关。

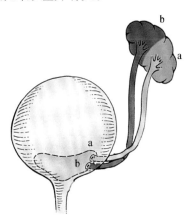

图 6-6　重复畸形输尿管开口

(二)重复输尿管

重复输尿管的发生率为 1/125,包括单侧重复畸形和双侧重复畸形。单侧重复畸形的发生率约为双侧重复畸形的 6 倍,左、右两侧发生率相同。重复输尿管位于同侧输尿管鞘内,可在输尿管全长的任何一段融合,或一直分离直到通过不同开口进入膀胱。前一种重复输尿管称为不完全重复输尿管,后一种称为完全重复输尿管(图 6-6)。

(三)异位输尿管

正常输尿管开口于膀胱三角区。异位输尿管是指输尿管开口位于膀胱颈或者任何胚胎发育中中肾管结构的末端。在所有的异位输尿管中,80% 合并重复集合系统。其中,80% 以上的女性合并重复集合系统,男性大多数引流单个集合系统。男性异位输尿管开口常见发生部位依次是后尿道、精囊和前列腺,女性异位输尿管开口常见发生部位依次是尿道、阴道前庭和阴道。

(四)腔静脉后输尿管

腔静脉后输尿管发生率为 1/1 500,均在右侧,相对于下腔静脉的内侧和背侧,在其后方由外侧向内侧跨过,之后沿正常路径到达膀胱。腔静脉后输尿管分为两种情况:一种较常见的是近端输尿管从下腔静脉横跨,横跨前段扩张迂曲,形成典型的"J"形;另一种较为少见,近端输尿管先走行于下腔静脉正后方,然后绕其进入骨盆,形成"7"字形,这种类型不易引起梗阻。

第三节　肾脏集合系统的解剖标志

一、肾脏大体结构

肾脏是位于腹膜后方、脊柱两侧,呈豌豆形的成对器官,具有泌尿和分泌激素的功能。成人肾脏长 10～12 cm,宽 5～7 cm,厚约 3 cm,左肾比右肾稍大。肾上端平第 12 胸椎上缘,下端平第 3 腰椎。受肝脏影响,右肾常比左肾低 1～2 cm。肾脏内侧背靠腰大肌,其纵轴与腰大肌斜向平行,因此肾上极偏内,肾下极偏外。此外,肾内侧面以腰大肌为轴偏向前方,肾外侧面偏向后方,偏向角度为 30°～50°。

肾脏血供一般由单支动脉和静脉组成,通过肾门进入肾脏。这些血管结构来源于紧邻肠系膜上动脉下方的第二腰椎水平的主动脉和下腔静脉。肾静脉在肾动脉前方,肾盂和输尿管位于这些血管的后方。肾血管解剖变异常见,发生率为 25%～40%。最常见的是额外肾动脉,倾向发生于左侧。右下极额外动脉倾向穿过下腔静脉前方,而双侧下极额外动脉多见于穿过集合系统,引起肾盂输尿管连接部梗阻。

二、肾内基本解剖

肾脏分为内部的髓质和外部的皮质。肾髓质由多个不连续苍白色肾椎体构成,肾皮质弓形覆盖肾椎体底部,并在不连续肾椎体间穿过,形成肾柱。肾椎体的顶部是肾乳头,每个肾脏有肾乳头 4～18 个,通常 7～9 个。肾乳头纵向排列成两排,两排几乎成 90°角。每个肾乳头都被一个肾小盏呈杯形覆盖,但在肾上下极 2～3 个肾乳头有时会出现融合,由一个肾小盏覆盖,以肾上极多见。每个肾小盏杯口向下变窄形成 1 个小盏漏斗,小盏漏斗再融合形成 2～3 个肾大盏,称为上、中、下盏。这些肾大盏再经大盏漏斗形成肾盂。肾漏斗的排布及肾盂在肾内和肾外的面积变化很大。肾漏斗的长短和宽度通常不一,肾盂也从小的完全肾内型肾盂到巨大的肾外型肾盂(图 6-7 至图 6-9)。

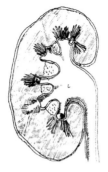　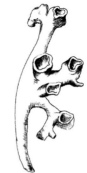

　　A. 肾脏纵切面示意图　　　　　　　B. 肾内集合系统铸型

图 6-7　肾脏内部解剖

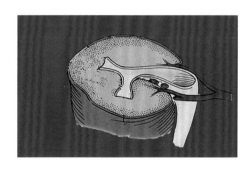

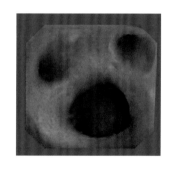

图 6-8　肾脏横断面显示输尿管与肾中盏的关系　　图 6-9　肾上盏的腔内镜图像

三、集合系统分类

在正常人,肾盏的数目和外形变异较大。根据 140 例肾内模型上、中、下盏的引流方式,肾盂肾盏系统分为 A、B 两型(每型又分为Ⅰ、Ⅱ两个亚型)(图 6-10 至图 6-12)。

A 型:肾盂分为两个大盏,引流肾脏上、下极尿液,引流肾脏中部尿液的肾盏依附于这两个大盏(62.2%)。A 型包括两个亚型:① A-Ⅰ型:肾脏中部的肾盏依附于上极或(和)下极肾盏(45%)。② A-Ⅱ型:肾脏中部的肾盏分别依附于上极和下极肾盏,且有交叉(17.2%)。

B 型:引流肾脏中部尿液的肾盏不依附于肾脏上、下极肾盏(37.8%)。B 型也包括两个亚型:① B-Ⅰ型:肾脏中部由一个独立肾大盏引流至肾盂(21.4%)。② B-Ⅱ型:肾脏中部由 1~4 个肾小盏直接引流至肾盂(16.4%)。

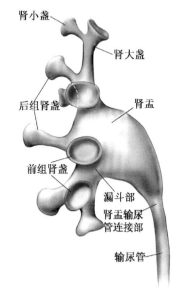

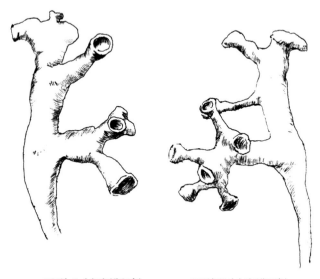

亚型Ⅰ(左侧肾脏)　　　亚型Ⅱ(右侧肾脏)

图 6-10　基本肾盂肾盏解剖　　　　图 6-11　肾脏 A 型肾盏内部模型的前面观

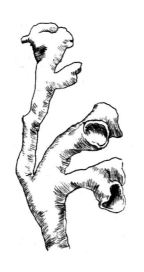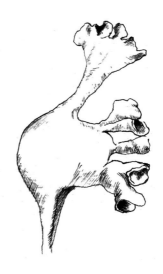

亚型Ⅰ　　　　　　　　　　亚型Ⅱ

图 6-12　左侧肾脏 B 型肾盏内部模型的前面观

四、特殊肾盏

（一）垂直肾小盏与交叉肾盏

据 140 例肾内模型调查,有 16 例模型中发现垂直肾小盏。由于肾小盏与汇入的集合系统垂直,前后位肾盂造影平片很难发现这种肾小盏。如果在肾盂造影平片中结石位于肾盂和肾大盏内,但内镜术中未见结石,应考虑到垂直肾小盏的可能性。此外,垂直肾小盏的漏斗非常狭窄,一般管径 <4 mm。

此外,在 140 例肾内模型调查中,还发现 24 例模型的肾脏中部存在交叉肾盏。在肾盂造影平片中,将肾盂构成的区域以及交叉肾盏所在的区域称为肾盂肾盏间区域(IPC)。在汇入肾下极的肾盏中,87.5% 位于腹侧。当内镜经过肾盂进入交叉肾盏时,需考虑到这种空间的特点。

（二）肾盏憩室

肾盏憩室是肾实质内覆盖移行上皮细胞的囊腔,经狭窄的通道与肾盂或肾盏相通,憩室无分泌功能,但尿液可反流入憩室内。由于肾盏憩室尿液是被动进入的,有时仅在静脉肾盂造影的延迟相或相对高压力的逆行造影中可见。根据憩室在肾内的位置关系,分为与肾小盏或漏斗相连的Ⅰ型和与肾大盏或肾盂相连的Ⅱ型。根据憩室开口闭合及憩室颈部长度区分为以下 4 种类型:① 开口、颈短;② 闭口、颈短;③ 闭口、长颈;④ 无颈。

（三）肾下盏

位于肾下极的下盏相对于肾盂位置较低,其肾下盏内结石在体外或腔内碎石后相较肾中盏和肾上盏残石往往较难排出。目前与肾下盏结石残石排出成功率相关的解剖指标包括漏斗角(IPA)、漏斗长度(IL)、漏斗宽度(IW)和肾盂—肾盏高低距离(PCH)(图 6-13)。如果 IPA 较小、IL 较长、IW 较宽和 PCH 较高,会影响下盏残石的排出成功率。IPA 也是输尿管软镜由上段输尿管软通道进入肾下盏漏斗偏转所需的角度,该角度过小会影响输尿管软镜进入目标区域。

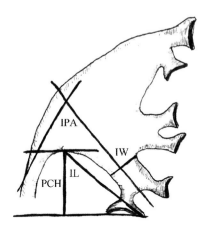

图 6-13　与肾下盏结石残石排出成功率相关的解剖指标

第七章　输尿管软镜的镜下视野特点

第一节　输尿管软镜与膀胱镜的视野差别

输尿管软镜操作时,不同于膀胱镜和电切镜,其镜下视野有其自身特点。临床上在行膀胱镜及电切镜检查治疗时可以发现:无论怎样旋转镜体,其镜下视野中观察的各解剖部位,如膀胱颈、左右输尿管开口、精阜等,仍然固定而不跟随旋转;前列腺电切时,腺体始终固定于视野中,而电切环则跟随着镜体旋转在视野中各方向进行切割。

然而,输尿管软镜下的视野则不同,大部分一体式输尿管软镜激光光纤出现在视野的9点钟位置。以 Olympus DUF-V 电子镜和 Olympus P5 纤维镜为例,手术者扭转软镜,显示器视野中肾盏、肾乳头、结石等场景发生旋转,而钬激光光纤始终固定在视野的9点钟位置(图7-1、图7-2)。

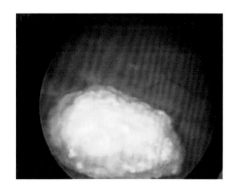 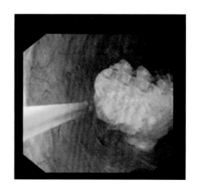

图 7-1　膀胱镜视野(旋转镜体,其镜下视野中部位固定而不跟随旋转)　　**图7-2　一体式软镜视野**(手术者扭转软镜,视野中标志物场景发生旋转,而激光光纤始终固定在视野的9点钟位置)

输尿管软镜与膀胱镜的视野差别是如何产生的? 膀胱镜物镜成像是由镜柱传导至目镜并最终成像在与目镜相接的摄像头感光件上。行膀胱镜或电切镜检查治疗时,首先放正摄像头位置,摄像头12点和6点位分别显示图像的顶端和底部,在镜体转动时以左手固定摄像头不随镜体转动,这时显示器中的图像固定,膀胱后壁、输尿管间嵴、精阜等均与正常解剖部位相符而位于视野底部。

输尿管软镜尖端主要由成像物镜、光源通道及工作通道三部分功能区域组成,不同品牌、型号的输尿管软镜其尖端设计布局略有区别(图7-3)。电子输尿管软镜中 LED 光源的出现使其在尖端可以出现 2 个光源照射,照度均匀且视野更加明亮。镜头的位置差异决定了激光光纤等工具出现在视野中的不同位置,如 Olympus DUF-V 电子镜、Olympus P5 光纤输尿管镜下钬激光光纤始终固定在视野的 9 点钟位置。

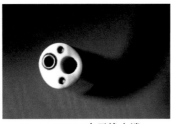

OlympusURF-V电子镜尖端

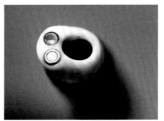

OlympusURF-P5光学镜尖端

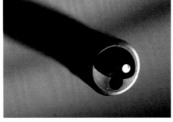

铂立组合式镜的尖端

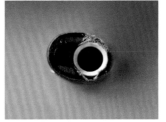

Storz FC电子镜尖端

图 7-3　不同品牌、型号的输尿管软镜的尖端设计特点

在操作输尿管软镜(一体镜)时,扭转软镜的控制手柄,镜体及尖端物镜可发生旋转,此时固定在软镜中的成像 CCD(或与目镜相接的摄像头)亦同步转动,则显示视野中肾盏、肾乳头、结石等场景同步发生旋转,而激光光纤始终在固定的视野位置上出现;更为关键的是,在操控软镜向上弯曲时,图像始终向显示器中视野的 12 点方向偏转,而向下弯曲时则始终向显示器中视野的 6 点方向偏转,这样的视野特点不受软镜旋转的影响,并且当扭转软镜的控制手柄,使软镜尖端弯曲运动平面与肾脏冠状面(肾盏分布平面)重合时(图 7-4),显示器中视野的 12 点方向即为上盏方向,6 点方向即为下盏方向,这种镜下视野方向与软镜弯曲方向及肾内上、中、下盏分布方向三者之间的相关性更有利于手术者通过较短的学习过程来掌握该项技术。

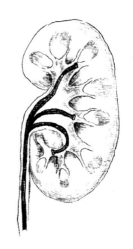

图 7-4　软镜尖端弯曲运动平面与肾脏冠状面

第二节　输尿管软镜的视野特点与调整

熟悉输尿管软镜的视野特点,有利于准确地操作软镜,具有以下几个作用:① 判断置入

的光纤将在何处进入视野,从而在该区域留出足够间隙防止黏膜被光纤划伤;② 能够使碎石、取石、活检等操作动作更为精准、有效。③ 帮助理解影像与解剖的关系,软镜的视野在 6 点、12 点位置与向下、向上弯曲具有对应性,保持正位握镜且软镜弯曲运动平面与肾冠状面(肾盏分部平面)相一致,软镜自上向下弯曲的过程也就是视野中上、中、下各盏的显示过程。

POLY 组合式输尿管软镜的视野较为特殊,镜鞘套管组合完成之后,成像光纤尾部固定在工作台目镜基座上,并与目镜相联接。手术中旋转软镜镜鞘时,目镜固定并不跟随同步转动,这样的光学构成造成软镜尖端向下弯曲时,并不固定于朝向视野 6 点钟方向偏转,而是随软镜旋转及目镜摄像头卡位变化呈现出随意性,同时手术视野内光纤等工具出现的位置并不固定。如何使组合式软镜的操作特点尽量类似于一体镜?

术中组装分体镜时,预先按手术侧肾脏调整软镜手柄固定螺丝(图 7-5),使得手柄在垂直位时软镜弯曲平面与肾盏分布平面重合。以右肾为例,松开软镜手柄固定螺丝,转动软镜镜体使得手柄在垂直位时,拉动软镜弯曲控制手环,软镜尖端向左侧弯曲(弯向患者右肾),且弯曲平面与冠状面成角 30°~50°,此时软镜弯曲平面基本与右肾冠状面(肾盏分布平面)重合,再锁定手柄固定螺丝,调节白平衡并对实焦点后,使用软镜视野调节板(图 7-6),将软镜末端对准视野调节板中心,弯曲软镜末端,可见其弯曲平面位于视野调节板红色 30°~50° 度范围内,此时转动连接于固定支架上的目镜摄像头,使软镜视野中的红色 30°~50°区域位于显示器视野中 12 点至 6 点的纵向位置。此状态下显示器视野中的上下位置与软镜弯曲方向一致(即为软镜向上、向下弯曲的方向),软镜经 UAS 置入肾内后,保持手柄垂直位并拉动软镜弯曲控制手环,软镜尖端沿肾盏分布平面由上盏向下盏方向弯曲,并在显示器中呈现出自上向下的运动,视野特点与一体镜完全一致,表现出的规律性有利于手术者总结经验,缩短学习时间。

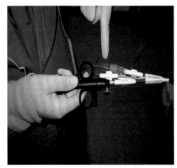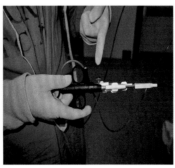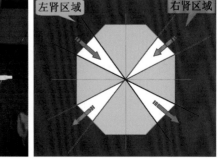

图 7-5　将软镜手柄调整为垂直位后锁定手柄固定螺丝　　图 7-6　POLY 组合式软镜视野调整板

第八章　输尿管软镜手术的适应证与禁忌证

　　近年来,随着材料、光学、电子等新技术不断应用于输尿管软镜的研发生产,新一代输尿管软镜在操控性、耐用性、清晰度方面均明显优于以往产品,而与其相配套的技术,如:细小直径(<300 μm)的钬激光光纤在可弯曲度及最大安全耐受功率方面的改良,各种规格 UAS 及网篮的出现,更在一定程度上促进了软镜技术适应证的拓展,在上尿路结石治疗方面这种适应证的拓展显得更加明显,无论是结石负荷的增加,还是各类复杂性上尿路结石的处理,越来越多的证据显示逆行输尿管软镜手术是安全有效值得推荐的方法。

第一节　逆行输尿管软镜肾内手术(**RIRS**) 的适应证

一、应用于诊断方面的适应证

(1) 来源于上尿路血尿的定位诊断。
(2) 尿脱落细胞学检查阳性或尿 Fish 检查持续阳性。
(3) 影像学检查发现上尿路占位病变不能明确性质者。
(4) 不明原因的上尿路扩张和输尿管梗阻及不明原因反复发作的肾绞痛。
(5) 上尿路上皮肿瘤腔内治疗后的随访。

二、应用于治疗方面的适应证

(1) 上尿路结石。
(2) 上尿路梗阻的腔内治疗。
(3) 上尿路的尿路上皮肿瘤的腔内治疗。
(4) 局限性上尿路出血的钬激光或电灼止血。

第二节　输尿管软镜治疗上尿路结石的适应证

　　在 2014 版《中国泌尿外科疾病诊断治疗指南》(CUA Guideline) 中有如下阐述:逆行输尿管镜治疗肾结石以输尿管软镜为主,其损伤介于体外冲击波碎石(ESWL)和经皮肾镜取石术(PNL)两者之间。随着输尿管镜和激光技术的发展,逆行输尿管软镜配合钬激光治疗肾结石(<2 cm)和肾盏憩室结石取得了良好的效果。本节主要归纳、解析我国及欧洲、美国泌

尿系结石病治疗指南中的内容。

（1）ESWL 定位困难、X 线阴性肾结石（<2 cm）。

（2）ESWL 术后残留的肾下盏结石。

（3）嵌顿性肾下盏结石，ESWL 治疗的效果不好。

（4）极度肥胖、严重脊柱畸形，建立经皮肾镜碎石术通道困难。

（5）结石坚硬，不利于 ESWL 治疗。

（6）伴盏颈狭窄的肾盏憩室内结石。

关于输尿管上段结石，在我国指南中提到可以使用输尿管软镜，但没有更进一步的级别推荐。2014 年《欧洲结石病治疗指南》（EAU Guideline）中，除了小部分增补内容强调在欧洲输尿管软镜广泛用于伴有上尿路困难解剖条件的上尿路结石外，在适应证推荐级别方面未做特别修改，主要内容如下：

Recommendations 推荐	GR
SWL remains the method of first choice for stones <2 cm within the renal pelvis and upper or middle calices. Larger stones should be treated by PNL。 SWL 仍然是治疗<2cm 肾盂、上中盏结石的首选，更大的结石应选用 PNL。	B
Flexible URS cannot be recommended as first-line treatment, especially for stones >1.5 cm in renal pelvis and upper or middle calices, for which SFR after flexible URS is decreasing, and staged procedures become necessary. 输尿管软镜仍然不能被推荐为一线治疗，特别是>1.5 cm 的肾盂及上中盏结石，由此造成结石完全清除率下降，需要多次治疗。	B
For the lower pole, PNL or flexible URS are recommended even for stones >1.5 cm because the efficacy of SWL is limited（depending on favourable and unfavourable factors for SWL）. PNL 或输尿管软镜被推荐用于下盏结石，即使结石>1.5 cm。因为 SWL 的碎石效率受限（取决于是否存在有利/不利 SWL 的因素）。	B

第三节 肾结石的治疗选择

本节主要归纳、解析我国及 2014 年欧洲结石病治疗指南。

（1）除了 10~20 mm 肾下盏结石外，其余肾内结石的治疗参考图 8-1。

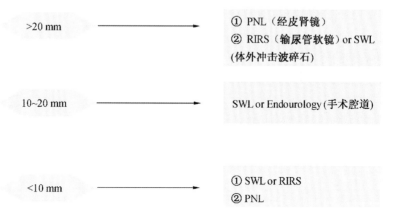

图 8-1　肾内结石(>20 mm 或 <10 mm)治疗参考

（2）对于下盏结石 >20 mm 或 <10 mm 者,治疗选择参考图 8-1;对于 10~20 mm 肾下结石的治疗选择参考图 8-2。

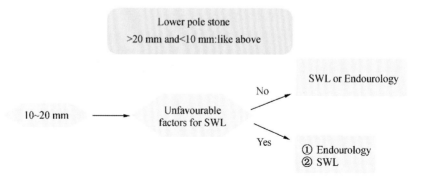

图 8-2　肾内结石(10~20 mm)的治疗参考

注:① Endourology:腔内泌尿外科技术,在这主要指经皮肾镜及逆行输尿管软镜技术。
② Unfavourable factors for SWL:体外冲击波碎石的不利因素,主要包括体外冲击波抵抗型结石(一水草酸钙结石、磷酸氢钙结石、胱氨酸结石)、下盏颈长度 >10 mm、盏颈宽度 <5 mm、下盏肾盂夹角过小。

第四节 输尿管软镜手术的禁忌证

在 2014 版 CUA 指南中提出输尿管软镜手术的禁忌证如下：

（1）严重的全身出血性疾病；

（2）严重的心肺功能不全，无法耐受手术；

（3）严重的尿道狭窄和输尿管狭窄；

（4）不推荐治疗伴发中重度肾积水的鹿角型肾结石；

（5）>4 cm 的鹿角型肾结石应根据术者经验慎重选择。

第九章　影响输尿管软镜手术的决策要素

逆行输尿管软镜手术(RIRS)能否顺利完成依赖于自然腔道的条件,其中输尿管的条件更重要。与输尿管硬镜手术不同的是:在输尿管的顺应性、扭曲程度、直径等众多物理特性中,输尿管的最小直径是最关键的因素之一。因此,术前评估输尿管条件,排除输尿管物理性狭窄是重要的环节,具体内容如下:

(1)了解患侧尿路的病史,是否接受过输尿管切开取石或输尿管结石的 ESWL 治疗,是否有上尿路感染、结核病史。

(2)患侧尿路是否有过自然或药物排石史。

(3)CT 尿路造影、静脉肾盂造影或逆向输尿管肾盂造影等影像学检查。

与输尿管肌性或动力性因素造成的 UAS 置入困难不同,如果术前评估发现输尿管可能存在影响置入 UAS 甚至无法直接进镜的物理性狭窄,则需要提前做好治疗预案,根据输尿管狭窄程度选择先行处理狭窄或处理狭窄后同期行软镜手术。

结石负荷直接反映了结石的大小,评估患者结石负荷在上尿路结石治疗中非常重要,特别是 RIRS 手术几乎主要依据结石负荷选择适应证。然而术前应该如何评估结石负荷,目前并没有指导性意见,临床用以描绘结石负荷的参数主要包括累加直径(CSD)、表面积(SA)、体积(Vol)。

一、累加直径

累加直径或称积累直径。对于单发椭圆形结石指其长径;多发椭圆形结石则为各结石长径的累加;不规则形结石则将其分段切割为多枚类椭圆形结石后进行长径累加。

二、表面积

对于形态并不规则的结石而言,其表面积测量相对困难,特别是鹿角形结石。结石表面积测量计算一般通过如下方法:

（1）鹿角形结石由于形状不规则,精确计算表面积较困难,主要推荐两种客观计算方法:一种是以腹部泌尿系 X 线平片(KUB)结合计算机图像数字扫描结石周缘,通过相应软件(SYNAPSE-PACS)计算分析技术来测量鹿角形结石的表面积,以模拟—数字的方式得出结石的近似投影表面积。另一种方法最为精确地表述了结石的真实三维表面积,利用螺旋 CT 扫描加三维影像重建,通过计算软件计算出数据。上述两种方法均过于烦琐而未在临床常规使用。

（2）临床常用于评估结石的所谓表面积并不是指结石真实的三维表面积,而是指结石在 KUB 片上所表现的投影面积。对于大多数椭圆形结石,可以根据平片上测得的结石的长(L)和宽(W),通过下面的公式进行估算：$SA = L \times W \times \pi \times 0.25$。

三、结石体积的计算

结石体积为结石负荷的真实反应。与结石表面积计算类似,特别是不规则形结石,其体积计算也相对困难,因此,目前临床主要采用将结石视为球体或椭圆形球体进行数学模拟计算。

（1）结石体积 = $0.6 \times SA^{1.27}$

（2）结石体积通过 5 mm 或 3.5 mm 薄层 CT 平扫三维重建后计算获得。

$$结石体积 = 长 \times 宽 \times 高 \times \pi \times 1/6$$

相关研究表明,临床描绘结石负荷的主要参数——累加直径(CSD)、表面积(SA)、体积(Vol)在真实反映结石负荷方面存在一定的差异。这种差异可以直接显示出与输尿管软镜碎石结果的关联。

（1）经 KUB 测量的 CSD 可以和经 CT 测量计算的结石体积一样显示出与软镜碎石结果的高度关联性。

（2）经螺旋 CT 测量计算的结石体积相对 KUB 测量的结石 CSD 并没有表现出特别的优势,可能因为采用的结石体积计算公式过于粗略,特别是对于不规则结石。

（3）通过测量 KUB 结石最大长径和宽径计算出的 SA 与单独采用最大直径的 CSD 相比,其预测软镜术后结果的优先性反而较差,原因在于 KUB 本身并不是一个评估结石负荷的优良测量平台,在 KUB 上采集越多数据,反而偏差越大。

（4）在 CSD < 20.0 mm,CSD 与结石体积有着相似的输尿管软镜术后清石率(SF)预测能力;当 CSD > 20.0 mm,结石体积显示出了更高的预测水平。

（5）当结石数量更多时(≥4 枚),CSD 比结石体积在预测术后 SF 方面实用性下降。

（6）当结石 CSD≥20.0 mm 或结石数量≥4 时,我们应当采用结石体积作为结石负荷评估预测的指标,术前行 CT 平扫是有必要的;当结石 CSD < 20.0 mm 或结石数量为 1～3 枚时,CSD 和体积一样是术前评估结石负荷的有效指标,依据术前 KUB 即可。

第三节　碎石的效能

　　尽管输尿管软镜手术的碎石效能和微创性被广泛认可,但 CUA、EAU 等各类指南仍然没有将输尿管软镜碎石作为 2 cm 以上肾结石治疗的一线选择。究其原因可能在于与经皮肾镜取石手术相比,输尿管软镜手术清石率较低,主要因素有:① 低功率钬激光碎石效能仍存在局限性,手术时间明显受结石负荷及结石硬度的影响,不能稳定地保证结石完全粉碎,从而影响术后清石率。② 大负荷结石粉碎后碎石量大,很难完全依靠术中取石,而经自然腔道排石则受患侧肾功能、输尿管条件、肾内解剖特点等因素的影响。

　　在适应证选择时,我们应当按照指南的推荐级别选择相应的治疗方式,但在一项新技术的发展过程中,我们也应具备发展与前瞻的眼光,两者之间并不矛盾。利用输尿管软镜技术处理 2 cm 以上肾结石甚至鹿角形结石的尝试从来就没有停止过。近年来,随着手术者熟练程度以及硬件设备技术的提高,较多的临床研究表明,输尿管软镜在治疗 2 ~ 3 cm 范围的肾结石方面有着并不低于 mini-PCNL 和 micro-PCNL 的一次清石率,同时住院时间更短,并发症更少。不过如同 EAU 指南所作出的 B 级推荐级别一样,上述临床研究都是基于回顾性的荟萃分析,缺乏前瞻性的随机双盲对照研究。

　　硬件的技术突破可能会带来输尿管软镜手术在处理大负荷结石方面的突破:① PCNL 在单穿刺通道的条件下其肾内可视范围为 45% ~ 72% ;新式的输尿管软镜在肾内的观察效率极高,特别是电子软镜,成像质量得到明显提高,更加经久耐用,最大弯度达到上、下 275°,其尖端几乎可以到达肾盂肾盏各个部位,肾内可视范围可以达到 92% ,甚至接近 100% ,其视野基本无盲区。②"锥形光纤"采用较粗的镜面接口,在增大光纤安全碎石能量的同时保证了光纤的可弯曲度。研究显示,此类光纤针对较硬结石(磷酸氢钙、一水草酸钙)可明显提高碎石效率,缩短手术时间,提高一期手术清石率。③ FREDDY 激光和铥激光。有研究表明,其碎石效能可能更优于钬激光。

第四节　影响清石率的因素

　　逆行输尿管软镜碎石术后的清石率除了受结石负荷影响之外,还与其他多种因素有关。相关临床研究显示,结石大小、位置、成分、数量、肾脏解剖异常及肾下盏肾盂夹角等因素与输尿管软镜术后清石率有显著关联;患者年龄、性别、体质指数(BMI)、抗凝治疗及脊柱侧弯等骨骼畸形因素与输尿管软镜术后清石率并无显著关联。

　　术后清石率受多种因素影响,根据各影响因素在手术前大致可预测出患者的术后清石率,从而帮助我们在 RIRS、PCNL、SWL 等治疗方式之间做出恰当的选择。Berkan Resorlu 等教授提出的"Resorlu-Unsal Stone Score"即是针对输尿管软镜术后清石率的预测评分系统(表 9-1):

表 9-1 Resorlu-Unsal 结石评分系统(RUS 评分)

权 重	临床状态
1	结石 >2 cm(one wt per 1cm)
1	下盏结石或 IPA <45°
1	不同肾盏中结石数 >1
1	异常肾解剖结构(海绵肾、异位肾)

在该评分系统中,RUS 评分为 0、1、2、≥3 时,结石完全清除率分别是 97.1%、85.4%、70% 及 27.2%,依据此结果可以在输尿管软镜手术前预测手术清石效果并决定是否采用输尿管软镜手术。此评分预测系统可以在临床工作中借鉴使用,不过仍有很多值得改进的地方。例如,结石成分与输尿管软镜手术的术后清石率有明显关联性,但评分系统中因为考虑到术前结石成分常常并不明确,而未采纳;结石负荷、位置、成分等影响因素间的权重指数均为 1,这种无差异化也值得商榷。

正如结石成分会影响 SWL 碎石结果一样,体外实验也证实钬激光碎石效率受结石成分的影响明显,而这种影响在细直径光纤的低功率能量输出情况下更加明显。临床数据证实,相比于经皮肾镜,输尿管软镜下钬激光碎石效率及清石率受结石成分的影响更为明显。结石成分虽然在术前常常不能得到明确,但仍然可以通过一些方法做出预判:① 患者性别、年龄、结石病史、既往结石成分;② 尿液分析与培养,包括感染情况、尿液 pH 波动范围、细菌或病原体种类等;③ 结石在 B 超及 KUB 上的显示特点;④ 代谢评估,特别是尿液中各类与结石形成相关的阴阳离子定量;⑤ 结石 CT 值(图 9-1)。

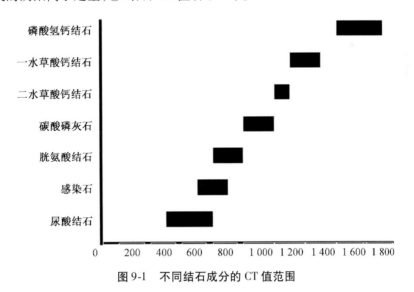

图 9-1 不同结石成分的 CT 值范围

关于肾内解剖特点(肾内解剖各参数)与输尿管软镜手术 SFR 相关性等内容可以参见本书其他章节。

第五节　术前双 J 管的置入

　　输尿管软镜碎石技术是一种通过自然腔道进行的外科手术方法。目前临床上行输尿管软镜术时常先行输尿管硬镜扩张后再置入输尿管软镜行相关检查或治疗,或先行输尿管硬镜扩张后再放置输尿管软镜外鞘,以利于手术操作及提高手术成功率。输尿管软镜检查和手术操作前留置输尿管扩张鞘并非必需步骤,但由于输尿管软镜镜体软,尤其对于初学者来说操作起来相对比较困难,故需放置输尿管通道鞘。首先,外鞘的使用不仅有利于再次进镜,有效缩短手术时间,降低手术费用,而且有利于术中灌注液的及时回流,避免因肾盂内压过高造成肾盂过度扩张、出血等而影响手术操作,还可防止灌注液逆流及尿外渗;其次,在扩张鞘的保护下,避免了来自于输尿管组织对软镜镜体的切向阻力,可在一定程度上保护输尿管软镜。但是外鞘比镜体粗,需要输尿管管径相应较粗,故对于那些输尿管缩窄、扭曲、痉挛或游离度大等复杂输尿管条件下,手术中往往无法安全顺利置入外鞘及镜体,有可能直接导致输尿管软镜手术的失败。目前针对此类情况,临床上多首先予输尿管内留置双 J 管 2 周左右后再行二期输尿管软镜下碎石术,一般情况下常可顺利进镜并完成碎石手术。

　　在输尿管软镜手术前,输尿管内留置双 J 管的主要目的是使输尿管管腔被动扩张,有利于 UAS 及输尿管软镜镜体的直接插入。由于刺激输尿管管壁组织,同时还可导致感染及膀胱输尿管反流等并发症,而且如果长时间留置双 J 管,还可能出现支架管移位、断裂、结石、肾脏积水及肾功能损害等相关并发症,故应尽量缩短双 J 管留置时间。这样不仅可有效减少上述并发症的发生,而且还可减少患者由于患病所产生的焦虑情绪。双 J 管留置多长时间可以达到扩张输尿管的目的,目前暂无明确界定。我们通过对 92 例患者的观察显示,留置双 J 管 1 周与 2 周对成功放置扩张鞘及碎石率没有明显的统计学差异。因此,建议普通的肾结石患者留置双 J 管的时间为 1 周。

第十章 输尿管软镜手术的操作程序

第一节 基本操作与步骤解析

一、麻醉与体位

（一）麻醉

输尿管软镜治疗上尿路疾病手术中可采用椎管内麻醉（腰麻、硬膜外麻醉、腰硬联合麻醉）或全身麻醉（喉罩、气管插管）。根据患者实际情况，选择最佳麻醉方式。对于输尿管软镜治疗肾、输尿管上段结石，为避免术中呼吸对手术碎石的影响，推荐理想的麻醉方式依次为喉罩麻醉、气管插管麻醉、椎管内麻醉。对于手术时间较长的复杂性肾结石，建议使用气管插管全身麻醉。

（二）体位

1. 截石位

截石位是 RIRS 手术最常用的体位，手术野暴露完全，无须改变体位，直接交替使用各类经尿道手术器械。

该体位的特点是：双腿外展夹角 90°，膝关节弯曲 90°，大脚趾、同侧膝关节、对侧肩关节呈一直线（图 10-1）。

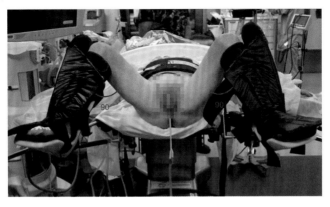

图 10-1　截石位手术

2. 改良截石位

改良截石位的体位特点是结石同侧下肢轻度下垂、伸直并外展（图 10-2），这样，结石侧腰大肌被动拉伸，在一定程度上可纠正上中段输尿管扭曲。

还有两种斜仰截石体位,如图 10-3、图 10-4 所示,可以满足逆行经尿道手术要求,同时患侧下肢伸直,减少患者不适,尽量减少下肢抬高对血流动力学的影响,逆行和顺行手术可以同时进行。

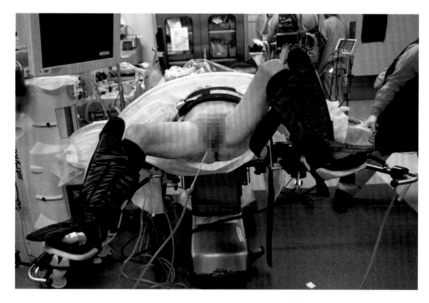

图 10-2　改良截石位手术

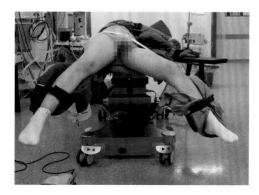

图 10-3　斜仰截石位(伸髋外展)

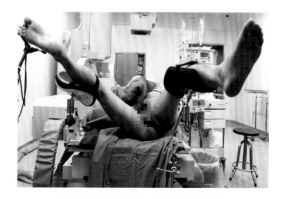

图 10-4　斜仰截石位(屈髋外展)

3. 平卧位

患者取平卧位时,手术者软镜操作方便,可直视监视器(图 10-5),患者的舒适性好。完全平卧位手术适合于髋关节活动受限、尿流改道腹壁造口患者;更改平卧位手术主要适用于术中使用 C 臂机时与手术床冲突及高龄患者(预防发生血栓)。

常规选取截石位,双下肢下垂,使输尿管开口与尿道外口尽量处在同一平面上。此外,可以根据术中情况采用健侧或患侧下肢低垂的截石位;也可采用改良截石位,健侧下肢抬高,患侧下肢下垂。该体位可以拉直患侧输尿管,扩大操作空间,有利于入镜。对于曾行腹壁尿流改道的患者,则采用平卧位。逆行输尿管软镜联合经皮肾镜手术患者可以选择斜仰截石体位。

另外,完全平卧位需在 X 线下监视完成斑马导丝置入患侧输尿管及 UAS 鞘上推全程。

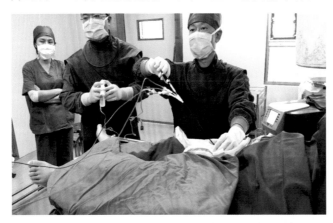

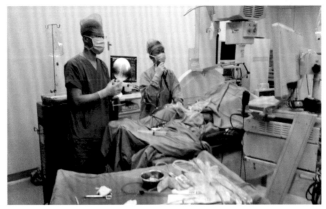

图 10-5 平卧位手术

二、输尿管硬镜镜检和预扩张

此操作步骤的主要作用在于:

(1)利用输尿管硬镜行输尿管口及输尿管下段的预扩张。

(2)镜检输尿管全段,排除输尿管内可能存在影响 UAS 置入及软镜插入的因素,如结石、狭窄、扭曲、息肉、肿瘤等。

(3)输尿管硬镜的上行操作手感与输尿管腔内形态观察有利于手术者预估输尿管的扩张条件及顺应性,为下一步选择放置 UAS 作准备。

(4)直视观察下确定斑马导丝安全进入肾盂内,尤其是术中未使用力线装置监视放置 UAS 鞘时更为重要。

若在输尿管软镜手术中准备采用双导丝技术,则在此操作步骤可以经输尿管硬镜留置两根斑马导丝,一根作为引导 UAS 的工作导丝(working guidewire),另一根则留置在肾盂内作为安全导丝(safety guidewire)。首先采用逆行途径,置入斑马导丝(0.032～0.038 inch),输尿管硬镜循导丝上行,尽量上行至输尿管上段与肾盂连接处(ureteropelvic junction,UPJ),直视下确保斑马导丝进入肾盂并适当盘曲后留置斑马导丝,撤出输尿管硬镜。若因输尿管扭曲等使输尿管硬镜无法上行至 UPJ 位置,则术中须行 X 线定位及逆行造影证实斑马导丝进入肾盂;若输尿管软镜手术处理输尿管上段结石,则需要将斑马导丝上插全结石下缘。

三、固定导丝与放置 UAS

固定斑马导丝,并防止滑脱移位,经尿道放置导尿管,排空膀胱。此操作步骤的主要作用在于:① 排空膀胱,缩短由于充盈的膀胱拉长的输尿管口与尿道内口的距离。② 膀胱充盈时输尿管穿越膀胱的壁间段时,Waldeyer 鞘因为抗反流机制而肌张力增加,此时置入 UAS,一方面阻力增加,另一方面会更容易破坏 Waldeyer 鞘的神经肌性结构,导致术后膀胱输尿管反流。③ 在不使用 UAS 而直接逆行放置输尿管软镜时,软镜更容易经松弛的管口及壁间段进入输尿管。

选择合适的 UAS,润滑后将原先留置的斑马导丝穿过鞘芯作引导,由助手沿 UAS 推进方向拉直,并固定。此步骤需要细致操作,防止导丝过度滑退及由此带来的各类损伤(图 10-6 至图 10-8)。术中 X 线监视下首先确定斑马导丝位置正确,进而将 UAS 缓缓轻柔地上推入输尿管合适位置。

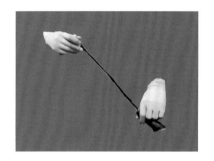

图 10-6　放置 UAS 的手法

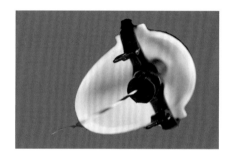

图 10-7　插入输尿管鞘要沿导丝方向移动,
避免输尿管鞘"一步到位"

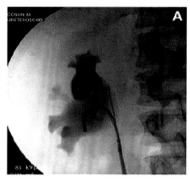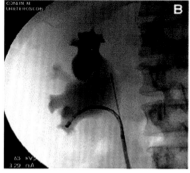

图 10-8　X 线监视下确定斑马导丝位置,将 UAS 缓缓轻柔地上推入输尿管合适位置

成功放置 UAS 的主要作用在于:① 直接建立尿道外口至肾盂(输尿管上段)的工作通道,有利于输尿管软镜多次反复进入。② 引流术中灌注水,保持手术视野清晰的同时维持肾盂内低压。③ 防止输尿管直接包裹软镜,使得软镜操作不受外力干扰,特别是绕轴旋转。

④ 保护软镜。为了克服阻力而过度的旋转扭曲动作无疑会加速软镜的损坏。⑤ 缩短手术时间可在一定程度上提高输尿管软镜碎石术后的清石率。

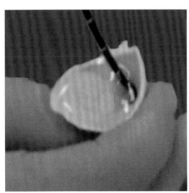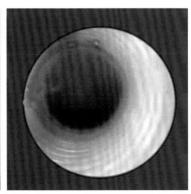

图 10-9　固定 UAS,插入软镜

取出 UAS 内芯,经外鞘内腔置入输尿管软镜。此步骤可以根据具体情况及术者的熟练程度选择是否需要在斑马导丝引导下置入输尿管软镜。对于软镜操作尚不熟练的手术者或输尿管上段(特别是 UPJ 部位)存在明显扭曲或狭窄的患者(硬镜镜检时注意观察),应在拔出 UAS 内芯时保留斑马导丝,并将斑马导丝自输尿管软镜工作通道穿过,在导丝引导下入镜;而软镜操作熟练的手术者或输尿管上段条件理想的患者可以在拔出 UAS 内芯时直接拔除斑马导丝,经鞘内直接入镜,直视下操作软镜主动进入肾内集合系统。

输尿管软镜手术依赖于灌注液冲洗下保持良好的视野,但过度的灌注可能会导致危险的肾盂高压。因此,手术过程中需要时刻注意观察灌注液经 UAS 引流的情况,而在可根据实时监测的肾盂内压调整灌注流量的灌注系统成熟地应用于临床之前,人工注射灌注法仍然是一种安全有效的方法。

在根据肾内压力变化即时调节灌注流量的自动化灌注装置进入实用阶段之前,人工注射器灌注方法仍然是逆行输尿管软镜的主要灌注方式。经验丰富的手术助手可以根据术中的具体情况、视野清晰程度、手中注射器的推进压力、灌注回水情况等调节灌注流量,并配合手术医师顺利完成手术。然而时间较长的输尿管软镜手术中,常常会因为反复数百次的注射器抽水动作带来严重的手部疲劳,此外注射器多次反复地交换更迭极容易将空气带入集合系统,特别是在软镜下处理输尿管上段结石时注入的气泡明显干扰手术视野。

据此可以将人工注射器灌注方法加以改进,将电动灌注泵与注射器组合在一起形成一套密闭的灌注系统(图 10-10A),其工作程序及特点在于:① 输尿管软镜、注射器、电动灌注泵的输出端管道三者之间以三通联接。② 将三通拨于电动灌注泵输出端管道与注射器的联接方式,助手踩动脚踏开关,电动灌注泵负责以较高压力将灌洗液推入注射器,注射器充满灌洗液后助手停止触动脚踏开关并拨动三通改成注射器与输尿管软镜联接方式(图 10-10B),手术助手推动注射器将灌洗液经输尿管软镜注入,注射器中的灌洗液完全推注后再次将三通拨于电动灌注泵输出端管道与注射器的联接方式并踩动电动灌注泵将注射器注满,如此循环。

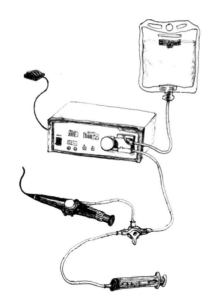
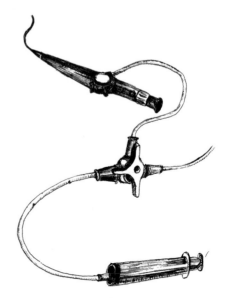

图 10-10A　软镜操作时灌注系统的联接示意图　　　图 10-10B　三通控制灌注进出水示意图

　　此种灌注装置的优点在于：以一种简单的结构方式，减轻了长时间的输尿管软镜手术带来的灌注者手部疲劳（灌注者不必更替注射器及抽取灌洗液）；同时该密闭的灌注系统不会将空气带入手术视野，更适合狭小手术区域的操作，如输尿管上段。

　　术中没有使用 UAS 而直接放置软镜、UAS 放置位置过低、UAS 放置位置以上部位存在输尿管狭窄等因素均可能导致灌注液无法及时引流而产生肾盂高压，尿源性感染的风险使得在完成这类输尿管软镜手术前必须控制上尿路感染。

　　没有放置 UAS 的患者手术中需要放置导尿管（图 10-11），通过观察导尿管中灌注液的引流情况来判断肾盂内的压力变化。某些输尿管顺应性好的患者，即使没有放置 UAS，也能充分引流灌注液而保持安全的肾盂压力。

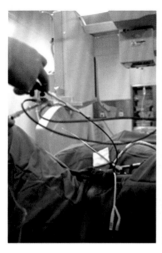
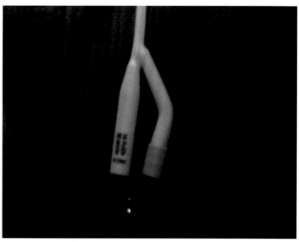

图 10-11　未放置 UAS 术中放置导尿管

四、持镜与入镜

对于右利手的医生,标准的软镜持镜方法为:右手持镜,用右手拇指负责控制软镜中的位键来完成软镜先端部的背侧和腹侧弯曲,左手负责软镜的前进与后退,软镜的旋转是由右手与左手共同旋转软镜镜体来完成的。欧洲制造的输尿管软镜,其中位键的运动方向与先端部的弯曲方向相反,即中位键向下,先端部向背侧弯曲;中位键向上,先端部向腹侧弯曲(图10-12)。

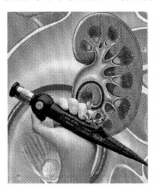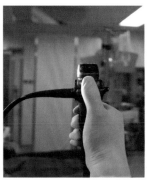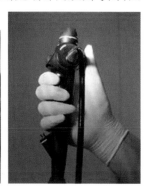

图 10-12　标准握镜法

软镜进入肾盂后首先观察识别肾盂输尿管结合部、肾盂及上、中、下各盏的解剖及分布特点,这点对于顺利完成输尿管软镜手术非常重要(图10-13、图10-14)。若为多发性肾内结

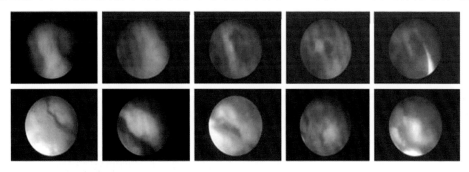

图 10-13　软镜入肾盂后首先观察识别肾盂输尿管结合部、肾盂,及上、中、下各盏的解剖及分布特点

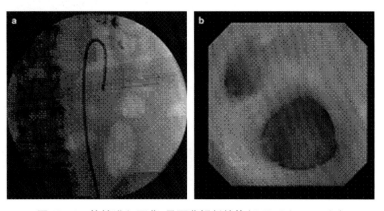

图 10-14　软镜进入下盏,见下盏解剖结构(J. H. Cohen, et al.)

石,应在碎石之前将各结石定位并确定粉碎次序。大多数情况下粉碎结石按照肾盂、上盏、中盏、下盏、特殊部位结石(如憩室内结石)的次序进行逐一粉碎;成对肾盏内结石首先处理背侧组盏内结石,再处理腹侧组盏内结石,以防腹侧组盏内碎石堆积在背侧组盏内而影响手术。

五、碎石与取石

碎石前将软镜尖端退至肾盂或中、上盏,保持尖端平直状态下经工作通道置入钬激光光纤。应用较频繁的软镜即使将弯曲控制推杆置于中部,在软镜的可主动弯曲部分仍然出现一定程度的波纹样弯曲(图 10-15),造成激光光纤进入困难或多次尝试后方可克服阻力进入,锐利的激光光纤尖端不可避免地会造成软镜工作通道的频繁过度磨损,进而加快软镜损耗。我们的使用经验是:① 在软镜进入 UAS 前,术者将软镜可主动弯曲部分存在的波纹样弯曲纠正并置入激光光纤到达软镜尖端并与之平齐,然后将软镜经 UAS 置入肾盂。② 将软镜退回至 UAS 中,利用鞘腔将软镜塑形、校直后置入钬激光光纤。

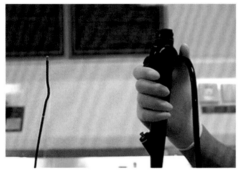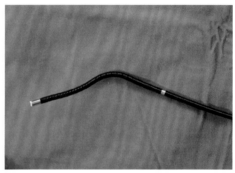

图 10-15　频繁使用的软镜在其可主动弯曲部分仍然出现一定程度的波纹样弯曲

目前供输尿管软镜使用的钬激光光纤因厂家不同而规格繁杂,其直径大多在 200 ~ 270 μm,各类光纤在弯曲度、最大能量承载度、易损度方面有着各自的特性和差别,需要手术者在术前详细了解自己手中光纤的性能和特点,选择合适的碎石能量。如果超过光纤能量承载的高功率输出,极易造成光纤熔断,特别是在光纤的弯曲部熔断。一旦发生光纤熔断,软镜不可避免地遭受毁损(图 10-16、图 10-17)。此外,光纤在使用前应该经常进行漏光检测,

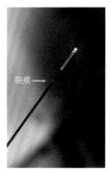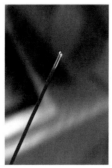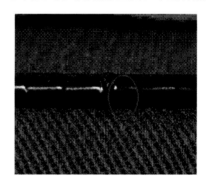

图 10-16　光纤出现裂痕　　　　图 10-17　软镜向下弯曲部受激光击穿毁损

简单易行的方法是:关闭手术室灯光,在黑暗环境下连续激发钬激光,观察光纤在平直和末端弯曲状态下是否有激光击穿保护膜外漏的现象。一旦发现此现象,则需要将光纤漏光段剪除,以防止损伤软镜工作通道(图 10-18)。

选择合适的能量和功率将结石粉碎。软镜碎石的操作手法有很多,大致可以分为蚕食法、转孔法、刷漆法等。此类方法其实是将碎石过程中的种种操作分别进行特征化总结,而在碎石操作中不必过分拘泥于此。各种碎石方法需要根据手术中光纤可抵触结石部位和结石大小、硬度等综合使用,以求在最短时间内使结石粉末化。

与经皮肾镜(PCNL)钬激光碎石后经筋膜扩张鞘取石不同,输尿管软镜碎石后即使术中利用套石篮取出部分结石,往往仍有一定量残石,需经输尿管、膀胱、尿道等自然腔道排出,能否完全排出结石,提高术后结石排净率成为评判输尿管软镜治疗效果的主要手段,甚至影响到适应证的选择。如何提高一期碎石排净率,在目前没有出现可用于软镜的类似 EMS 碎石清石系统之前,完全碎化结石是提高清石率的最可靠方法。如何定量完全碎化结石?由于碎石最终需经输尿管进入膀胱,参考 EAU 及 CUA 指南以输尿管硬镜粉碎输尿管结石为参考,3 mm 以内碎石可以经自然腔道无痛排出,因此在碎石过程中需要保证碎石直径<3mm,可以通过比对钬激光光纤直径估算碎石大小。此外,可用套石篮将下极结石移位至中极后进行碎石(图 10-18)。

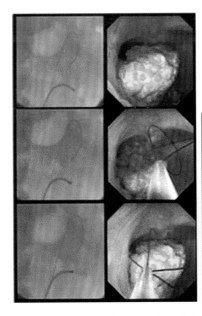
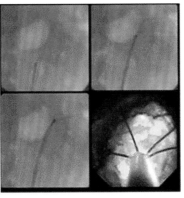

图 10-18　X 线透视下见套石篮将下极结石移位至中极后碎石(S. Sivalingam and S. Y. Nakada)

碎石完成后,再次镜检患肾集合系统,必要时行 X 线检查证实无较大残石或无未发现的结石,经软镜留置斑马导丝,撤出输尿管软镜,撤出过程中同步缓缓退出 UAS 鞘,软镜下再次镜检输尿管全长。循斑马导丝放置双 J 管或术后不再留置双 J 管,放置导尿管后结束手术。若术中取出结石标本,则送实验室行矿物成分鉴定。

第二节　输尿管软镜手术操作技巧

一、双导丝技术

　　逆行输尿管软镜手术中，无论置入 UAS 或直接逆行进镜都必须在预置的斑马导丝引导下完成。如果手术者在使用输尿管硬镜预检过程中留置两根斑马导丝，一根作为引导 UAS 的工作导丝，另一根留置在肾盂内作为安全导丝，即双导丝技术（图 10-19、图 10-20）。UAS 由工作导丝引导置入，安全导丝存留于 UAS 外（图 10-21）。

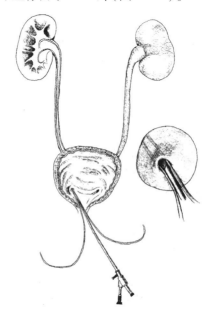

图 10-19　输尿管硬镜下并排置入双导丝示意图

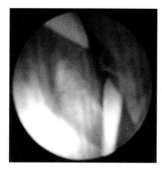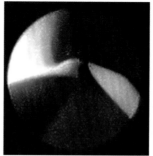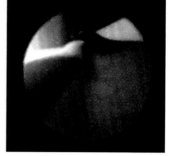

图 10-20　输尿管硬镜下并排置入双导丝，软镜经工作导丝直接入镜，安全导丝留存于镜外

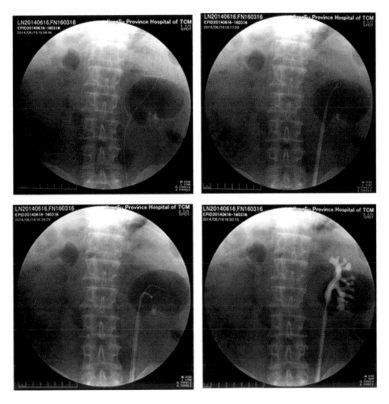

图 10-21　UAS 鞘由工作导丝引导置入，安全导丝存留于 UAS 外

在输尿管软镜手术中，双导丝的置放方式是多样的，可以根据术中输尿管困难程度（扭曲、狭窄）、所使用的硬镜及 UAS 规格等具体加以选择。较为常用的方法是在输尿管硬镜镜检过程中利用硬镜工作通道直接并排置放两根导丝（工作导丝及安全导丝）；也可以选择分部完成双导丝置放：导丝通过输尿管镜插入输尿管内然后退出输尿管镜，再沿该导丝插入输尿管镜，从工作通道内插入另一条导丝。此外，使用双工作通道的 UAS 及某些特殊类型 UAS（coloplast-retrace）也可以在输尿管软镜手术中保证安全导丝始终存在。

无论硬镜或者软镜下的逆行输尿管、肾内手术，采用双导丝技术均是出于安全考虑。硬镜下的输尿管内手术操作中使用双导丝的主要目的在于克服困难条件的输尿管，利用两根导丝的弹撑、拉伸作用帮助安全入镜，减少输尿管损伤、穿孔等并发症的发生；在输尿管软镜手术操作中，双导丝中的工作导丝在引导置放完成 UAS 或直接引导软镜置放后即刻撤出，而存在于输尿管中并到达肾盂的安全导丝则留置至手术结束，安全导丝的存在防止了手术通道的丢失。此外，当 UAS、激光等造成输尿管或肾盂穿孔、贯穿等损伤时，安全导丝的存在也有助于成功放置 D - J 管。

输尿管软镜手术中使用双导丝时导丝的选择是多样的，通常可以选择使用两枚 0.035 ~ 0.038 inch（0.089 ~ 0.097 cm）斑马导丝分别作为安全导丝和工作导丝。一旦出现输尿管过度扭曲并且导致输尿管硬镜上插困难时，选择带有超滑涂层的泌尿专用导丝（如：COOK 公司的黑泥鳅导丝、波士顿公司的蓝白斑马导丝）是非常好用的"探路者"——圆滑柔软的尖端、超滑表面涂层使其更容易通过扭曲狭窄的腔道并将其拉直，带有超滑涂层的导丝上插成功并拉直输尿管后再从容并排上插一枚普通斑马导丝形成双导丝,普通斑马导丝作为引导 UAS 的工作导丝,而超滑导丝则留置在鞘外成为安全导丝。

输尿管软镜手术中是否需要常规使用双导丝目前还存在争议。有学者认为,额外增加的安全导丝可能影响肾内手术操作,并造成 UAS 上插困难。一些以猪肾、输尿管为模型的实验研究发现,在额外留存安全导丝的情况下,上插 UAS 的力度较没有留存安全导丝时明显增加,并且没有充分证据说明留存的安全导丝在防止输尿管损伤方面有积极作用。当然,此项动物实验有一定的局限性。

目前临床常规输尿管软镜手术时,双导丝技术并不被普遍使用,我们在行输尿管软镜手术时发现,在某些情况下术中留存安全导丝对手术的顺利完成是有帮助的,如输尿管上段存在明显扭曲,UAS 没能通过扭曲部而仅置于其下部,此时若没有额外的安全导丝拉直输尿管,则多次网篮取石、多次肾内活检等操作将会因为进镜困难而变得无法完成。我们的经验是,在以下情况存在时尝试使用双导丝技术:预知存在复杂上尿路解剖、困难输尿管条件、过大肾内结石等。术中额外留存安全导丝可能有利于复杂上尿路腔内手术的安全完成。

2014 年欧洲泌尿系结石病治疗指南中特别增补如下内容:手术室内必须具备 X 线影像设备,即使有的团队证实在输尿管镜操作(ureterorenoscopy,URS)中并不需要安全导丝,但我们仍然推荐手术中放置安全导丝。安全导丝可以防止输尿管穿孔及假道形成,更可以在某些困难条件下确保双 J 管放置到位,避免严重并发症的发生。

二、置鞘技术

使用 UAS 扩张输尿管,直接于体外经自然腔道建立了通向肾盂、输尿管上段的通道,为逆行完成输尿管软镜手术提供了保证。手术者可以在清晰的镜下视野、低压的肾内灌注等安全条件下完成手术,缩短了手术时间,同时提高了术后结石的清石率。UAS 在处理肾结石特别是多枚结石、大负荷结石、感染性结石等复杂性肾结石时必不可少。

(一)如何选择合适的 UAS

目前临床常用的 UAS 主要由 COOK、BOSTON、BARD 等公司生产提供,型号规格各有差别,主要依据其外鞘腔内/腔外周径及长度进行规格划分,常用 UAS 的外鞘腔内/腔外周径大致可以分为:9.5/11.5 F、10/12 F、12/14 F、14/16 F 等;其长度可以分为 55 cm、45 cm、35 cm、28 cm、20 cm、13 cm 等规格。(图 10-22)。

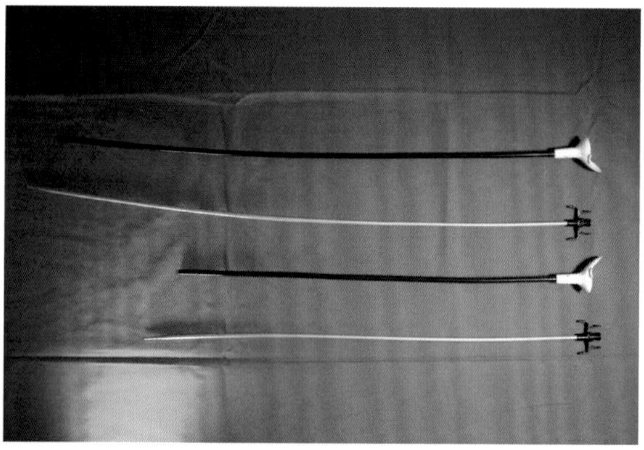

图 10-22　不同规格的 UAS(男 45 cm,女 35 cm)

能够顺利置入输尿管腔内而不导致输尿管上皮明显损伤,同时又有足够的腔道内径通过使用的输尿管软镜是选择合适 UAS 直径的主要原则。目前国内输尿管软镜手术中使用最普遍的是 12/14 F 周径规格的不同长度的 UAS。

1. 选择合适的内径

在一项关于目前市场上可应用于临床的 21 种 UAS 与 12 种输尿管软镜的配合实验研究中发现,12 F 是保证目前临床可以使用的所有输尿管软镜在鞘内无摩擦通过的最小内径,因此 12/14 F 规格的 UAS 被认为是目前与软镜配合通用度最高的内径规格而被普遍采用。但随着内镜更加纤细化的发展,10/12 F 等更细规格的 UAS 可能是新标准规格 UAS。有资料显示,成人输尿管平均内径 10 F(3～4 mm),较 12/14 F 更加纤细的 10/12 F UAS 将不再依赖术前预置双 J 管而更容易置放入输尿管内且伴随更小的尿路上皮损伤。当然,若输尿管软镜手术存在尿源性感染的风险,如处理感染性结石、未完全控制的上尿路感染患者,在输尿管条件允许的情况下可以选择较粗内径的鞘。

在关于 UAS 与输尿管软镜的配合度问题上还有一点需要说明,目前主要使用 French 单位(F)作为内镜及 UAS 的粗细测量单位,而 French 单位其实是周径单位,UAS 内腔为标准圆形而输尿管软镜尖端及镜身并非标准圆形,大多呈椭圆形,因此即使某些软镜 F 值小于所选 UAS 内鞘 F 值,但其截面长径可能大于 UAS 内腔直径而无法顺利置入鞘内。比如,Boston、BARD 等公司生产的 11/13 F 规格的 UAS 很难通过 Olympus URF-V (8.4～10.9 F)软镜;同样,目前可以使用的最细内经的 COOK 9.5/11.5 F UAS 只能通过 Olympus URF-P6 (4.9～7.95 F)与 Storz flex-x Ⅱ (7.5～8.4 F)两种光学纤维软镜。

2. 选择合适的长度

UAS 长度的选择依赖于尿道外口至肾盂/结石的距离,受性别、年龄、身高、结石部位、是否存在解剖异常、输尿管条件等因素的影响。目前临床常用的长度是:成年男性 45 cm,成年女性 35 cm。

相关资料显示,东亚男性尿道长度约为(20±1.5)cm,输尿管长度约为(24±2.0)cm,空虚状态下输尿管开口至尿道内口距离 1.5 cm,因此自尿道外口至输尿管肾盂连接处长度约为(46±3.5)cm。正常情况下成年男性患者使用 45 cm UAS 即使完全上插,鞘的尖端基本平 PUJ 水平或刚刚进入肾盂。女性尿道长度为 2～2.5 cm,输尿管长度约为(22±2)cm,空虚状态下输尿管开口至尿道内口距离 1.5 cm,可见自女性尿道外口至输尿管肾盂连接处长度约为(26±2)cm。值得注意的是:女性患者使用 35 cm UAS 时,当鞘的尖端抵达 UPJ 位置时,鞘的尾部距离尿道外口尚有近 10 cm 的距离。因此,手术者在上插 UAS 过程中需要特别谨慎,脱离 X 线监视下的盲目完全上插将会导致上盏、肾实质损伤甚至穿孔。从另一个角度出发 28 cm UAS 也许是女性患者的安全选择。当然,需要指出的是,无论男性患者还是女性患者,上插 UAS 的整个操作过程必须在 X 线监视下完成。

性别仅仅是选择 UAS 规格的影响因素之一。患者的年龄、身高、肾脏的特殊位置(如肾下垂、异位盆腔肾、重复肾)、输尿管结石位置等都必须考虑到。另一方面,如果患者的输尿管条件不能满足将 UAS 送抵 UPJ 附近,甚至只能到达输尿管中下段,那么选择一根合适的短鞘是明智的——既建立了抵达输尿管腔内的通道,又不致使留于尿道口外过长的外鞘影响输尿管软镜的操作。

总之,如何选择合适的 UAS 是多方面的,必须建立在手术者对具体病情的预先判断和充分认识的基础上综合考虑患者的全尿路长度、输尿管条件、结石部位、输尿管软镜周径、有无上尿路感染等多种因素。

（二）如何安全置放 UAS

在逆行输尿管软镜手术中由于放置 UAS 不当而导致的并发症并不少见，甚至导致较为严重的后果。在手术中如何才能顺利地置入 UAS，我们的经验如下：

（1）术前仔细研读 KUB、IVU、CTU 等影像学资料，根据患者的性别、年龄、身高、结石部位、输尿管条件、是否存在特殊肾脏位置、尿源性感染风险大小、所使用的输尿管软镜规格等因素综合分析，选择合适长度及周径的 UAS。

（2）放置 UAS 前常规行输尿管硬镜预检及预扩张，尽可能直视下镜检输尿管全长的同时根据进镜手感评估输尿管腔内条件；预估是否 UAS 会在输尿管的某些位置上插受阻；之前选择的 UAS 是否合适，是否需要放弃置入 UAS 而直接放置软镜进行手术或留置双 J 管后待二期手术。

（3）放置 UAS 前充分进行水润滑。

（4）X 线监视下完成 UAS 上推全过程，X 线监视内容主要包括：① 斑马导丝是否留置在合适位置（软头进入肾盂或位于输尿管结石的下方）。② UAS 是否在斑马导丝的引导下逐步上插推进。③ 推进过程斑马导丝末端（软头）始终从鞘芯中穿出而未滑脱。④ 必要时在上插过程中结合使用的双通道 UAS 进行术中输尿管逆行造影，以明确输尿管状况，防止造成更大的损伤。⑤ 将 UAS 末端送达有利于手术的准确位置，防止盲目上插造成肾内损伤。

（5）上推动作必须合理有效、轻柔和缓。具体技巧是：手术者单手（右手）持 UAS 锁扣部位，左手固定扶持患者阴茎（若为女性患者，左手帮助扶持 UAS 前端）。斑马导丝拉直固定于 UAS 推进方向，上插时右手轻柔和缓地推进 UAS。

（6）推进中如果遇到阻力，右手可以边保持推进边适当小幅摆动 UAS。如果阻力仍然无法克服，甚至出现鞘体弯曲或右手松开后出现鞘体外滑等现象，必须停止尝试进一步推进。此时可以根据输尿管软镜的直径、UAS 推进的程度（尿道外鞘体长度是否影响手术）决定是否需要更换一枚短鞘或更细外径的鞘完成手术。此过程必须在 X 线监视下完成。

（三）放置 UAS 可以提高碎石清石率吗？

UAS 对输尿管软镜手术的帮助是毋庸置疑的，不过在使用 UAS 是否能提高输尿管软镜碎石术后清石率方面则存在不同看法。

多项临床研究显示，在使用 UAS 时，输尿管软镜手术清石率为 77% ～86%；未使用 UAS 时，清石率为 72% ～84%。两者之间的差异并不明显。Gaetan Berquet 等经临床研究显示，与结石大小、部位等因素比较，输尿管软镜碎石手术中是否使用 UAS 与术后结石清除率无明显相关性，受限于该临床研究为单中心研究、选取结石平均直径较小（平均 1.5 cm 左右）、非随机决定手术中是否使用 UAS（未使用 UAS 组患者中包含了较多输尿管结石）等因素，使得该结论尚需得到更多的临床证实。而 L'Esperance 等研究分析了 256 例接受输尿管软镜碎石手术的患者，发现相对于未使用 UAS 的病例，使用 UAS 者术后清石率明显升高（79%：67%），认为使用 UAS 有助于提高术后结石清除率。

理论上 UAS 可以让手术者有更从容的时间、更清晰的视野，从而更良好地操作处理更大、更复杂的结石，也许这些因素对提高输尿管软镜碎石后的结石清除率是有帮助的，当然这需要更为严谨设计的临床研究证实。

（四）放置 UAS 对肾盂压力的影响

在行输尿管软镜手术时,肾盂压力升高始终是一个值得关注的问题。手术过程中为了获得更好的视野而进行的灌注冲洗等尝试均有可能导致肾盂压力增加,当肾内压力超过30 mmHg 时,即有可能发生尿液经肾盂—肾盏穹隆部静脉逆流、肾盂—肾盏淋巴逆流、肾盂—肾小管逆流、肾盂间质逆流等途径重吸收进入循环,尿液中可能含有的细菌、类毒素、炎症介质的释放出现术中寒战、术后高热、菌血症,甚至脓毒血症、感染性休克。

曾国华等研究微创经皮肾镜(MPCNL)术中肾盂内压力变化与术后发热相关性发现,手术时术中发热与术中曾经出现肾盂压力≥40 mmHg 不相关,而与术中平均肾内压、肾盂内压≥30 mmHg 积累时间相关,即越长时间的肾盂内高压状态,越易引起术后发热。与经皮肾镜手术类似,在输尿管软镜手术操作时,同样需要将肾盂压力控制在安全水平。

输尿管软镜手术过程中影响肾盂内压的因素是多方面的,而灌注流量与引出流量应该是最为重要的两个因素。输尿管软镜时肾盂压力变化的模型可以这样来描述:在几乎没有过多弹性的狭小空间内,灌注流量与引出流量的关系直接影响到肾盂压力。维持低水平的灌注压力时,灌注液进入肾盂,肾盂充盈,进而肾盂压力升高,升高的肾盂压力使得灌注液不断排出,从而肾盂压力稳定在较低水平;随着灌注压力逐步升高,单位时间内更多灌注液进入肾盂,肾盂压力亦进一步升高,灌注液的排出流量随着肾盂压力增大而增大,在灌注液流出通道条件能够保证灌注液充分排出时,肾盂压力的增高是相对缓慢的;一旦引流能力无法满足灌注流量增大时,过多的液体进入肾盂且无法及时排出,肾盂压力不可避免地急剧升高。肾盂压力超过 30 mmHg 即有可能导致尿液逆流进入循环系统;肾盂压力超过150 mmHg时,将会出现一系列病理变化:黏膜下水肿、血管炎、小管空泡样变性及肾组织灶性瘢痕样变等;当肾内压力达到 330 mmHg 时,肾脏集合系统有破裂可能,而这种风险在行输尿管软镜手术时是真实存在的,特别在采用人工推注灌注液时,某些时候推注的压力甚至超过400 mmHg。

使用 UAS 可以明显降低输尿管软镜手术中的肾盂压力。Landman 等对尸体肾灌注发现,使用 UAS 可以明显降低肾内压;Rehman 以尸体肾穿刺检测肾盂压力,使用 F7.5 输尿管软镜(尖端直径)经不同内径规格 UAS(10/12 F、12/14 F、14/16 F)置入尸体肾内,研究在不同经镜灌注压力(50 mmHg、100 mmHg、200 mmHg)下的肾内压变化情况,结果发现,三种规格的鞘均能保证随着灌注压力的增高液体经鞘引流量也同步增高,肾盂保持低压(1mmHg = 1.33cmH$_2$O 30cmH$_2$O = 22.6mmHg);12/14 F、14/16 F 鞘引流降压效果相当,且优于 10/12 F 鞘;研究认为 12/14 F 规格的 UAS 在直径与引流效果之间达到了最佳平衡。

UAS 通过改善输尿管软镜术中的引流达到降低肾盂压力的目的,而鞘内壁与软镜之间的间隙(鞘内横截面积与输尿管软镜体横截面积之差)则反映了这种引流能力的大小,在鞘的直径受输尿管条件限制的情况下选择一条更细的输尿管软镜无疑对降低肾内压起到更多保证。设想在最常用的 12/14 F UAS 中置入 Olympus URF-V 电子软镜(10.9 F),则鞘与软镜之间的间隙约为 2.006 mm^2;而在使用更细的 10/12F 鞘中置入 F8 输尿管软镜(POLY),则鞘与软镜之间的间隙约为 2.866 mm^2。相较于前者,后者在使用更细 UAS 的情况下,引流腔道面积却增大近于 42.9%,更纤细的软镜所带来的优势显得如此明显(图 10-23)。

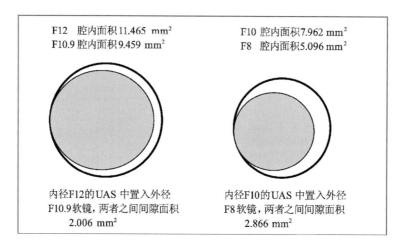

图 10-23　不同镜鞘组合带来的软镜与 UAS 间隙的差异

可见,在输尿管软镜的众多规格参数中,镜体周径可能与肾内压的关系最为紧密。新一代输尿管软镜的发展也体现了这种趋势——更为纤细。例如,最近上市的 OlympusURF-P6 软镜,其尖端直径 F4.9、镜体直径 F7.95,是目前最细的输尿管软镜。可以设想,更为纤细的软镜使得在保证充分引流的情况下可以选择更细的 UAS,甚至在不使用 UAS 情况下依赖于正常输尿管条件也能保证冲洗液的充分引流。

当然,输尿管软镜术中有更多因素影响了 UAS 对肾盂压力的调整,除了鞘内壁与软镜之间的间隙大小之外,UAS 的放置位置过低、鞘放置平面以上输尿管存在狭窄或息肉、术中结石粉末和血块堵塞鞘内空间等均可影响冲洗液的引流而导致肾盂压力增高。

三、无鞘进镜技术

(一) 不放置 UAS 的条件

UAS 对输尿管软镜手术的帮助是明显的,也是多方面的,不过在行输尿管软镜手术时是否必须使用 UAS 目前并没有正式推荐依据。参考相关资料可以发现,并非所有输尿管软镜手术都必须放置 UAS,而且即便是在 UAS 置入失败时,某些手术也是可以不依赖于 UAS 而安全完成的。由预置入输尿管的斑马导丝直接引导放置输尿管软镜的直接进镜技术简化了输尿管软镜手术的操作步骤,节约了手术费用,并且在一定程度上降低了由于放置 UAS 而带来的输尿管损伤等并发症。不过此项技术也会带来一些显著问题:输尿管腔道内壁与软镜直接接触、相互的摩擦、额外增加的阻力影响了软镜的操控与使用寿命;更重要的是,管腔与软镜间的细小间隙带来术中冲洗液的回流阻力增大,进而造成术中肾盂内高压,持续的肾盂高压使得尿源性感染的机会大大上升,而此种风险往往是难以接受的。因此,在使用此项技术操作时应当满足以下条件:

(1) 非感染性结石,且上尿路感染得到了积极、有效的控制。

(2) 相对简单的上尿路疾病,预计完成手术时间在 1 h 以内。如:上尿路镜检、肾盂及中上盏的 2.0 cm 以内结石(结石 CT 值 < 1 500)、IPA > 45°的下盏 1.5 cm 结石(结石 CT 值 < 1 500)。

（3）相对良好的输尿管条件：没有明显的狭窄与良好的顺应性使其即使无法通过较粗直径的 UAS，也不明显阻滞软镜上行。纤细的输尿管镜配合良好顺应性的输尿管，即使没有放置 UAS，也能较及时地引流冲洗液而保持相对安全的肾盂压力。

（二）无鞘进镜手术操作技巧与注意点

（1）在直接放置输尿管软镜前，使用硬镜或输尿管口扩张器扩张输尿管口。

（2）沿预置入输尿管的斑马导丝上插输尿管软镜前，先通过尿管排空膀胱，输尿管壁内段 Waldeyer 鞘因空虚的膀胱而明显松弛，更容易直接入镜。

（3）尽可能选择一支相对纤细的输尿管软镜，确保软镜上行时，与输尿管内壁之间没有过大的摩擦力，输尿管没有过度包绕软镜现象。

（4）术中留置尿管。在软镜进入肾盂或抵达输尿管结石下方时，放置较细的 F14 尿管。其作用在于防止膀胱过度充盈。低压的膀胱更易于引流冲洗液，同时可通过观察尿管中冲洗液淌出的通畅情况来判断肾盂内压力变化（图 10-24）。

（5）手术中采用人工注射冲水，在能保证镜下视野的情况下尽量低速间断冲洗。手术中如果发现尿管无冲洗液淌出，须尽快结束手术。

（6）力求将结石完全粉末化。一方面，无 UAS 建立通道则无法完成术中取石，完全依赖于术后经自然腔道排石，而此类患者输尿管条件往往并不理想，完全沙粒样碎石有助于提高清石率；另一方面，在无 UAS 保护下处理上尿路结石特别是输尿管上段结石时，容易出现过多残石堆积并镶嵌于输尿管和软镜之间，在影响软镜操作的同时造成输尿管上皮和软镜损伤。

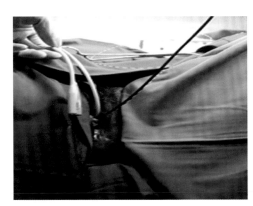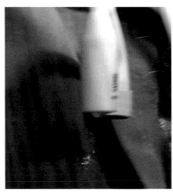

图 10-24　无鞘进镜时，需放置尿管，通过留置尿管进行引流

四、持镜技术

镜下视野中准确识别肾内集合系统引流与分布是完成肾内手术的基础，而目前新式的输尿管软镜特别是电子镜所提供的更为清晰的视野，更大的弯曲角度等优势正使得这一识别过程变得更为简单。如何才能在镜下准确、完整地识别肾内集合系统并顺利完成输尿管软镜手术？熟悉手中的输尿管软镜操作、合理输尿管软镜手术步骤及详细了解患者肾内集合系统的解剖特点是其中的关键（图 10-25）。

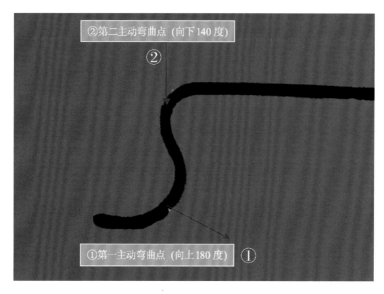

图 10-25　软镜的主动弯曲度

（一）软镜的核心操作

输尿管软镜手术是依靠软镜主动弯曲进入目标肾盂、肾盏内而完成的。软镜主动弯曲技术是完成输尿管软镜手术操作的核心技术。其核心操作技术如下：

1. 术前借助 CTU 评估行输尿管软镜手术操作时的路径

肾内集合系统具有多样性，表现在每例患者的肾集合系统都有其各自的特点。在行逆行肾内手术前，需要详细了解患者的肾内集合系统解剖。相对于排泄性尿路造影（IVP）或逆行造影，CTU 可以提供更多的三维信息，帮助手术者构建肾内集合系统三维模型，更准确地掌握可能会影响输尿管软镜手术操作的解剖因素，如下盏肾盂夹角、是否有垂直盏存在、是否存在肾内解剖异常等，从而帮助评估行输尿管软镜手术操作时软镜检查所有肾盏或进入目标盏的困难程度。

2. 输尿管软镜的弯曲控制方式

输尿管软镜的弯曲方向及弯曲角度由软镜手柄上的推杆控制，目前国内使用的输尿管软镜（一体镜）的弯曲控制方式是：向上推动推杆，镜尖向下弯曲；向下推动推杆，镜尖向上弯曲。需要说明的是，一体镜的所谓向上弯曲就是弯向视野 12 点钟方向，向下弯曲则是弯向视野 6 点钟方向。手术者操作软镜使其末端弯曲平面与肾盏分布平面相一致更有利于辨析各肾盏的解剖关系。

3. 软镜末端弯曲平面应与肾盏分布平面相重合

由于肾内侧背靠腰大肌，纵轴与腰大肌斜向平行，肾内侧面以腰大肌为轴偏向前方，肾外侧面偏向后方，偏向角度为 30°～50°（图 10-26），双肾纵轴与腰大肌斜向平行，肾外侧面偏向后方，偏向角度 30°～50°，因此在标准握镜方式下（左手或右手持镜，软镜弯曲控制推杆朝向手术者，以拇指推动推杆），右肾手术时，手术者握持软镜手柄并顺时针方向旋转 30°～50°；左肾手术时，手术者握持软镜手柄并逆时针方向旋转 30°～50°，此时软镜末端弯曲平面即和肾盏分布平面相重合（图 10-27、图 10-28）。

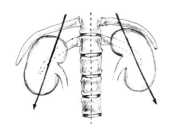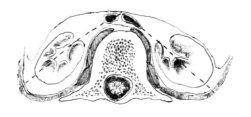

图 10-26　肾内侧面以腰大肌为轴偏向前方,肾外侧面偏向后方,偏向角度为 $30° \sim 50°$

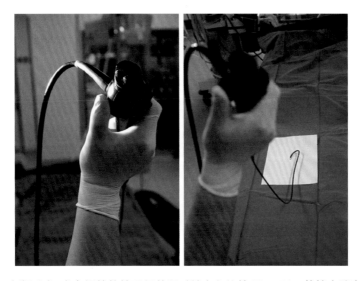

图 10-27　右肾手术:术者握持软镜手柄并顺时针方向旋转 $30° \sim 50°$,软镜尖端弯曲平面与
冠状面成 $30° \sim 50°$ 偏转(与右肾集合系统平面重合)

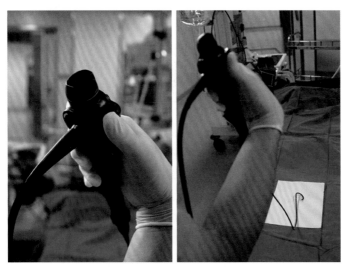

图 10-28　左肾手术:术者握持软镜手柄并逆时针方向旋转 $30° \sim 50°$,软镜尖端弯曲平面与
冠状面成 $30° \sim 50°$ 偏转(与左肾集合系统平面重合)

（二）软镜操作的注意点

1. 术前须有完备的影像学资料

术前完备的影像学资料可以为手术者提供如下信息：① 输尿管条件：是否存在会影响UAS 或输尿管软镜置入的狭窄。② 结石的影像学特征：结石负荷、单枚或多发、结石硬度、结石在肾内集合系统中的位置等。③ 是否存在影响软镜操作的解剖异常：过小下盏肾盂夹角的下盏内结石、盏颈过细的盏内结石、肾盏憩室内结石、海绵肾结石、马蹄肾结石、异位肾结石等。规范化的软镜操作，根据术前明确的结石数及所在部位按肾盂、上盏、中盏、下盏顺序依次检查。

2. 准确辨识肾盂输尿管连接部

输尿管软镜进入肾内集合系统后暂不进入各肾盏内，通过操作软镜前进及后退来准确辨识肾盂输尿管连接部，将软镜尖端准确放置于肾盂中。进行此操作的主要目的在于防止初学者进镜时将输尿管软镜循斑马导丝直接推入肾上盏，将大盏口误认为是肾盂输尿管连接部，将大盏内各小盏当成上、中、下盏。此错误在视野不清晰时容易发生。

3. 软镜弯曲推杆必须位于中间位

在标准握镜方式下，使软镜弯曲的推杆处于中间位置，此时软镜保持在平直状态，能够在视野下显现的肾盏往往为上盏。

4. 软镜弯曲平面与肾盏分布平面要一致

标准握镜并使得软镜弯曲平面与肾盏分布平面相一致，向上推动控制杆，软镜末端向下弯曲，则上、中、下盏依次在视野内出现。

5. 成对盏的辨认需要依靠软镜的轴向旋转

右肾内手术时，软镜手柄更大角度的顺时针旋转后观察到的盏多为腹侧组盏，相对较小角度的顺时针旋转后观察到的盏多为背侧组盏；左肾内手术时，软镜手柄更大角度的逆时针旋转后观察到的盏多为腹侧组盏，相对较小角度的逆时针旋转后观察到的盏多为背侧组盏。

6. 必要时可辅助逆行肾内集合系统造影

术中经软镜逆行肾内集合系统造影引导可以帮助更为精确地定位，特别在处理存在某些解剖异常的肾内疾病时。

（三）下盏结石的软镜操作

结石的位置和大小是 2014 版 EAU 尿结石诊治指南推荐治疗方法的主要依据，而输尿管软镜手术始终被作为下盏结石的主要治疗方式并推荐。相关研究发现，针对下盏结石，结石大小可能仅仅是手术适应证选择的影响因素之一，肾内特别是肾下盏的相关解剖差异性也是很重要的影响因素，如肾盂肾下盏夹角（IPA，图 10-29）、下盏颈长度及盏颈宽度等，其中肾盂肾下盏夹角对输尿管软镜手术的影响更明显。肾盂肾下盏夹角可以根据术前 IVP/CTU 片测量得到。研究其与输尿管软镜手术清石率的关系发现，由于受输尿管软镜尖端

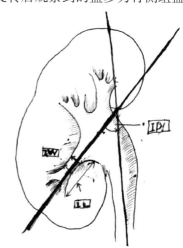

图 10-29 IW 盏颈宽度，IL 盏颈长度，IPA 肾盂肾下盏夹角，PCH 肾盏高低距离

及钬激光光纤最大弯曲度的限制,夹角 >45°者手术一次碎石清石率明显高于夹角 <45°者,而对于 IPA <35°则输尿管软镜手术几乎无法完成。我们可以通过术前测量 IPA 作为是否选择输尿管软镜处理下盏结石的预判。在实际工作中我们发现,对某些患者根据术前 IVP 测量 IPA,其数值接近或达到 35°,在行输尿管软镜手术中却顺利完成。分析原因可能在于实际 IPA 与根据 IVP 测量的 IPA 存在差异,即结石存在的下盏与肾盂切面、IVP 冠状面之间存在夹角,而此夹角越大,实际 IPA 与投射到 IVP 上的 IPA 差异越大。因此,我们推荐对于根据 IVP 测量 IPA 角度 <45°的患者选择 CTU 作为 IPA 的测量方式更为准确(图 10-29)。

关于下盏结石粉碎,对于 IPA 角度较大的,完成碎石并不困难,可以直接在下盏内完成充分碎石。对于 IPA 较小者,可能在盏内完成充分碎石有一定困难,且大扭矩状态下操作会导致软镜的过早损坏。

对于 IPA 较小者,可以通过以下方式处理:① 适当的头低位有利于结石向盏颈漂移。② 经软镜脉冲冲水可以促进结石移动。③ 使用合适的工具搬移结石。比如,COOK F1.7 末端张开直径2.2 cm的四丝网篮。④ 钬激光光纤掏孔挑石法,即用激光光纤在结石上打出一个小孔,将光纤伸入孔内挑出结石。不过由于结石过大或固定等原因,此方法可能造成光纤折断,甚至折断后不为手术者察觉而在再次激发激光时导致软镜损伤。

五、碎石技术

钬激光是目前输尿管软镜下使用最广泛的碎石工具。常用的 200 μm 光纤及 200 μm 超软光纤对冲洗及软镜弯曲度的影响小。碎石能量一般在 0.8 ~ 1.5 J/10 ~ 20 Hz。手术过程中,能量由低往高,逐步调节,以选择合适的能量,既能满足碎石需要,同时较低的能量可以减少输尿管软镜的损伤及钬激光光纤的损耗。如何提高一期碎石排净率,在目前没有出现可用于软镜的类似 EMS 碎石清石系统之前,完全碎化结石是提高清石率的最可靠方法。如何定量完全碎化结石?由于碎石最终会经输尿管进入膀胱,参考 EAU 及 CUA 指南,以输尿管硬镜粉碎输尿管结石为参考,3 mm 以内的碎石可以经自然腔道无痛排出,因此在碎石过程中需要保证碎石直径 <3 mm。可以通过比对钬激光光纤直径来估算碎石的大小(图 10-30)。

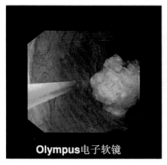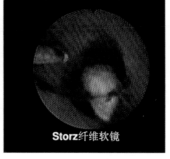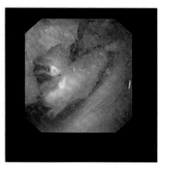

图 10-30　钬激光碎石

碎石时,如结石周围有空间,可采用周边削切法碎石,即尽量从结石边缘开始,避免直接从结石中央将结石击碎成较大的碎块,增加寻找结石所花费的时间。如结石周围无空间,则可以采用中间钻孔法碎石,即将结石中间蚕食掏空后,再将周边的"壳"粉碎成<2 mm的碎片,以免损伤肾盂黏膜造成出血,影响视野,增加手术难度。当出现较多结石碎片时,应当先处理靠近肾盏颈口的碎石。因为如先对肾盏内部的结石进行处理,盏颈口附近的结石可能被灌注液冲入肾盂或其他肾盏,导致遗漏。

第三节　输尿管扭曲与狭窄的腔内处理技巧

一、输尿管扭曲的腔内处理

逆行输尿管软镜手术离不开输尿管硬镜的帮助,可靠的输尿管硬镜技术是输尿管软镜手术顺利进行的保障,这种保障主要体现在两点:① 硬镜直视下确保引导UAS鞘的工作导丝进入肾盂,此步骤在未使用X线监测放置UAS鞘时尤为关键。② 硬镜下发现并处理可能会影响输尿管软境手术逆行通道建立的扭曲与狭窄。当患侧输尿管存在明显扭曲或狭窄时,输尿管软境手术可能会因为逆行通道建立困难而难以进行甚至不得不放弃。因此,如何合理地处理输尿管扭曲或狭窄,是行输尿管软境的重要技术要点之一,关系到能否按预期一期完成输尿管软境手术。

（一）输尿管扭曲的分类与处理

在行经输尿管腔内手术时,常会遇见不同程度的输尿管扭曲,特别是在输尿管中上段。轻度的扭曲在导丝的引导下输尿管硬镜往往可以直接翻越,而较为严重的扭曲(图10-31)则纠正困难甚至直接影响手术进行。

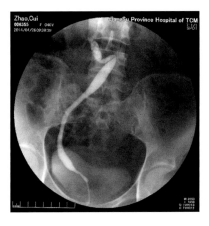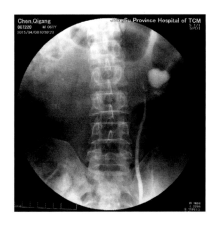

左输尿管中上段扭曲　　　　　　　　　右输尿管上段扭曲

图10-31　输尿管扭曲

大多数情况下,根据输尿管扭曲形态可以将其分为U型扭曲、S型扭曲、O型扭曲。

1. U型扭曲

输尿管U型扭曲可以呈钝角或锐角样(图10-32)。相对于钝角U型扭曲,纠正拉直锐角型扭曲有一定难度,但总体而言U型扭曲大多可以在术中被纠正。

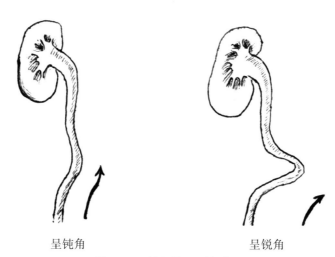

呈钝角　　　　　　　　　　　呈锐角

图 10-32　输尿管 U 型扭曲

2. S 型扭曲

输尿管 S 型扭曲较为复杂（图 10-33），术中腔内纠正难度较大，甚至无法纠正。

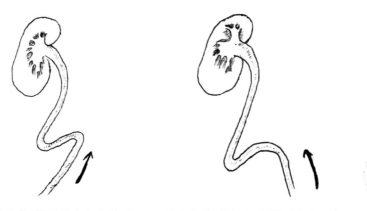

双锐角 S 弯（镜下无法完成纠正）　　　钝角在前，锐角在后（镜下完成困难）

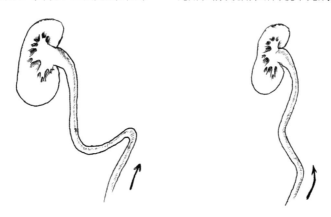

锐角在前，钝角在后（镜下有可能完成）　　双钝角 S 弯（镜下可以完成纠正）

图 10-33　输尿管 S 型扭曲

呈 S 型扭曲的输尿管拉直纠正的难度较大,特别是 S 型扭曲中存在锐角弯曲者,无法依靠硬镜直接翻越。我们的经验是:当 S 型扭曲出两个锐角弯曲构成时,此种扭曲几乎无法经输尿管腔内纠正;当 S 型扭曲分别由一个锐角弯曲和一个钝角弯曲构成时,此种扭曲有可能被腔内纠正,特别是锐角弯曲在前、钝角弯曲在后时。我们首先选用细径软质(0.025 inch)的镍钛亲水超滑导丝,此类导丝尖端钝圆、预弯超滑,推动导丝时尖端往往紧贴黏膜滑动,循道钻隙性强,且不易造成黏膜损伤,结合体位(头低改良截石位)改变的同时输尿管硬镜适当保持后拉,通过上述技术即便在锐角状态下亦可将超滑导丝通过第一个锐角,经适当转动导丝后基本都可以通过第二个钝角而最终使导丝通过 S 型弯曲。超滑导丝通过扭曲并将输尿管拉直,下一步通过交换硬质导丝或双导丝而完成扭曲纠正。

3. O 型扭曲

输尿管 O 型扭曲(图 10-34)经输尿管腔内很难完成纠正。

(二) 纠正输尿管扭曲的工作导丝

纠正处理输尿管扭曲的关键在于选择合适的工作导丝通过扭曲部输尿管,依靠导丝自身的刚性将其拉直。因此,我们需要熟悉各种工作导丝的规格及性能特点。目前输尿管腔内手术最为常用的是镍钛亲水超滑导丝(黑泥鳅导丝)和斑马导丝两类(图 10-35、图 10-36)。镍钛亲水超滑导丝尖端钝圆且带预弯,表面超滑循道钻隙性强,不易造成黏膜损伤,在纠正输尿管扭曲时往往作为最先探路使用。一旦

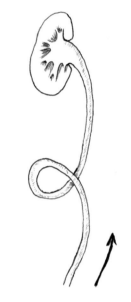

图 10-34 输尿管 O 型扭曲
(镜下很难纠正)

细径(0.025 ~ 0.028 inch)的超滑导丝通过扭曲部(图 10-37),则进一步并排置入粗径硬质(0.032 ~ 0.038 inch)的超滑导丝或斑马导丝完成导丝替换。斑马导丝大多无超滑表层,刚性较好,引导性强,但尖端略锐,容易造成输尿管黏膜损伤,往往在超滑导丝通过扭曲后将其替换并最终留置在输尿管中,以引导 UAS 鞘(图 10-38)。

还有一类导丝同时具备镍钛亲水超滑导丝和普通斑马导丝的特性,可以在通过扭曲后直接作为工作导丝。选择超滑导丝作为工作导丝时需要特别注意的是:这类导丝的超滑特性使其容易从输尿管内退出,因此在固定时需要特别仔细,否则在缺少 X 线监视的情况下导丝一旦从肾盂内退出,UAS 鞘上行时极易造成输尿管损伤。

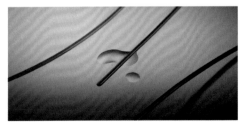

图 10-35 镍钛亲水超滑导丝(尖端钝圆,
带预弯,寻道性强,损伤性小)

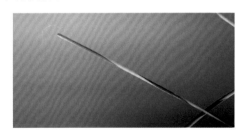

图 10-36 斑马导丝(刚性好,引导性强)

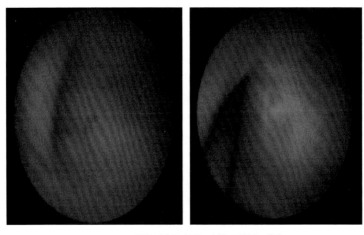

图 10-37 黑泥鳅导丝通过输尿管扭曲部

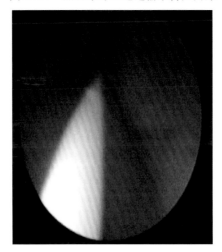

图 10-38 并排置入斑马导丝

（三）纠正输尿管扭曲的流程

纠正输尿管扭曲的操作步骤如下：

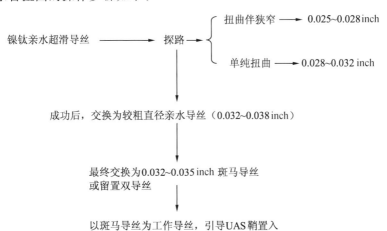

二、输尿管狭窄的腔内处理

输尿管狭窄可能发生于输尿管的每一段,狭窄的发生与慢性感染、排石、外科手术、放射、肿瘤等因素相关。随着腔内泌尿外科技术和设备的发展,相对于以往将开放手术作为输尿管狭窄修复治疗的标准方式,现在相当部分的输尿管狭窄可以通过腔内扩张等微创技术治疗,从而在减少并发症的同时缩短手术时间和降低治疗费用。

在行输尿管软镜手术前,我们可以通过预先放置双 J 管来改善输尿管条件,提高术中 UAS 鞘上行置放的成功率。即便如此,相关临床研究显示,在预置双 J 管的情况下仍然有近 5.2% ~8.9% 的病人无法将 UAS 鞘(F14)成功上插并置放于理想位置。在这类患者中,输尿管狭窄是插入失败主要因素之一。我们必须清楚的是:输尿管存在的真正物理性狭窄是不会因为术前留置双 J 管而改善,是否可以经腔内有效处理输尿管狭窄将决定输尿管软镜手术最终能否完成。

输尿管狭窄的腔内治疗主要包括钬激光内切开、冷刀内切开、内扩张(球囊、扩张鞘)等。钬激光或冷刀的内切开方式均需要将狭窄部全层组织(包括黏膜、肌层、纤维环等)逐层多点切开,手术时间较长,出血明显,手术过程中会不可避免地出现明显液体外渗,狭窄切开后往往不再适合进一步一期完成输尿管软镜手术;球囊扩张则一次将狭窄部管腔扩张至预期直径,手术时间短且简单,术中出血很少,黏膜损伤较轻,液体外渗不明显,狭窄处理完成后可以选择一期置入 UAS 鞘从而完成输尿管软镜手术。

一般而言,经输尿管腔内扩张技术适用于狭窄长度较短(1.5 ~2.0 cm)且没有发生输尿管肌层萎缩的病例,使用方便且效果明显,适用于在输尿管软镜手术中处理相对简单的输尿管狭窄。输尿管腔内扩张技术大致分为输尿管硬镜直接扩张、输尿管扩张鞘扩张、球囊扩张等方式。输尿管硬镜直接扩张只适用于狭窄并不严重者,且扩张不彻底。因此,我们主张使用输尿管扩张鞘扩张和球囊扩张相结合的方式进行输尿管软镜手术前的狭窄处理。

输尿管扩张鞘为由细至粗的渐进式扩张,不同厂家的套装输尿管扩张鞘基本涵盖了 F6 ~F18 的扩张直径(图 10-39),扩张鞘以推进的方式形成纵向剪切力撑开狭窄部,这种扩张方式决定了其很难达到完全充分的扩张,适用于狭窄并不严重者(1.0 cm 以内环状狭窄)或行球囊扩张前的预扩张。使用中需要注意的是,此类扩张鞘为在 X 线下扩张设计,不带长度标记(55 ~60 cm),如果手术室无 X 线设备,扩张输尿管上段狭窄时需要特别谨慎,防止因进入过深而损伤肾实质。

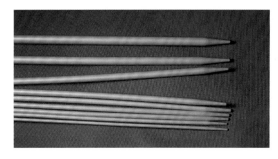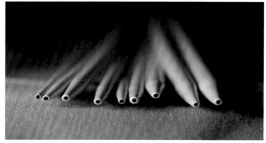

图 10-39　不同扩张直径的输尿管扩张鞘

　　球囊扩张法套件提供近 20 个大气压压力的球囊,以输尿管横截面离心方向直接撕开狭窄部(图 10-40、图 10-41),扩张充分,一次操作即可达到扩张效果(4 cm 以内狭窄长度、5～7 mm扩张直径),经球囊扩张后的输尿管基本都可以完成一期输尿管软镜手术。使用中需要注意的是:扩张球囊也是为 X 线照射下扩张设计的,需要在 X 线引导下准确将球囊放置在输尿管狭窄段。如果手术室无 X 线照射设备,亦可以在细径输尿管镜(F 7.5)直视下将球囊放置在输尿管狭窄段后扩张。

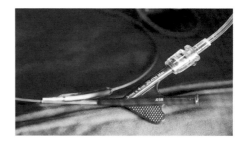

图 10-40　提供 20 个大气压的
球囊扩张法套件

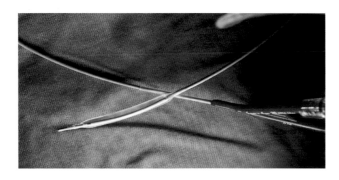

图 10-41　4 cm 以内狭窄长度、5～7 mm 扩张直径的球囊

　　在行腔内扩张法处理输尿管狭窄时需要注意的是:引导各类扩张器械时,必须使用刚性较强的工作导丝(0.032～0.038 inch),避免使用亲水超滑导丝(图 10-42);输尿管狭窄较为严重者(>1.0 cm),可以使用输尿管扩张鞘进行初步扩张(图 10-43),首先将狭窄部扩张至 F10～12,进而用扩张球囊完成最后扩张(图 10-44、图 10-45)。行输尿管狭窄部扩张并完成输尿管软镜碎石手术的病人,术中应完全取尽碎石,术后留置 DJ 管 3 个月以上。

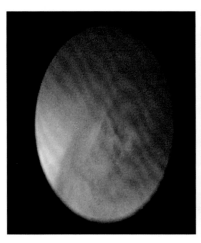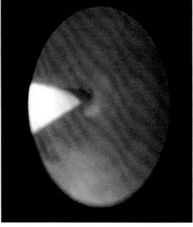

图 10-42　狭窄段输尿管只能通过斑马导丝

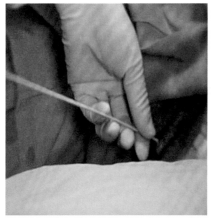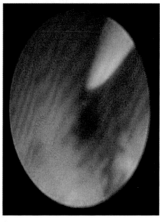

图 10-43　输尿管鞘行初步扩张

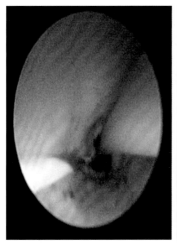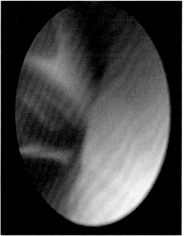

图 10-44　输尿管镜下定位球囊置于狭窄部

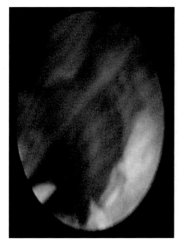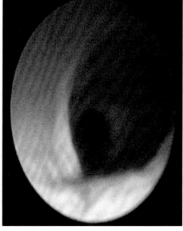

图 10-45　扩张完成的输尿管腔

第十一章 CT 三维成像评估肾下盏结石的价值

自 20 世纪 80 年代以来,体外冲击波碎石一直是肾结石治疗的一线方法。尽管它有诸多优点,包括微创、无须麻醉、易为患者接受等,但在用于治疗肾下盏结石时,清石率较低,复震率高。为此,诸多研究细化了肾下盏的解剖学指标,主要指标有肾盂下盏漏斗夹角(infundibu-lopelvic angle,IPA)、下盏漏斗长度(infundibular length,IL)和漏斗宽度(infundibular width,IW)。在过去的 20 年中,学者一致认为,肾下盏符合以下任一条件则不利于体外冲击波碎石:IPA < 45°,IL > 30 mm,IW < 5 mm。

肾下盏的解剖特点影响体外冲击波碎石术后清石率,但随着设备及技术的发展,逆行输尿管软镜技术逐渐成为下盏结石的首选治疗方法。逆行输尿管软镜碎石技术在处理下盏结石时同样会受到肾内解剖因素的影响,尤其是 IPA 显得较为关键。一些研究表明,受输尿管软镜及激光光纤弯曲性能的影响,当 IPA ≤ 45°时,软镜弯曲至下盏底部将会变得困难;当 IPA ≤ 35°时,软镜几乎无法进入下盏。因此,采用逆行输尿管软镜技术处理下盏结石时,术前准确评估 IPA 显得尤为关键。

在评估肾下盏解剖的诸多方法中,最为经典且最为广泛使用的方法是静脉肾盂造影(IVU)。但是,随着更多临床输尿管软镜的应用,临床医师发现,实际输尿管软镜下所见肾下盏解剖学结构与静脉肾盂造影所评估的肾下盏解剖学指标有差异,尤其是静脉肾盂造影所评估的 IPA 角度较实际情况为小,如此可能会影响对肾下盏结石治疗方法的选择。随着螺旋 CT 三维成像(three-dimensional helical computed tomography,3D-HCT)技术的发展,CT 越来越多地用于结石的临床诊断。CT 的三维成像技术使得其在评估肾下盏的解剖学指标时更为准确。那么,3D-HCT 和 IVU 哪个更适用于评估逆行输尿管软镜手术时肾下盏的解剖学指标?目前出自科学研究角度的报道较少。

2012 年 6 月至 2014 年 1 月,有研究者报道采用输尿管软镜技术治疗肾下盏结石 52 例。患者平均年龄(36.6 ± 14.3)岁(21 ~ 55 岁);其中男性 41 例(78.8%),女性 11 例(21.2%)。研究结果显示,肾下盏 IPA 在 3D-HCT 和 IVU 图像中的均值分别为(58.26 ± 17.73)°和(68.65 ± 16.28)°;中位数分别为 66.32°和 64.51°。IL 在 3D-HCT 和 IVU 图像中的均值分别为(33.15 ± 8.7)mm 和(32.78 ± 9.1)mm;中位数分别为 33 mm 和 32 mm。IW 在 3D-HCT 和 IVU 图像中的均值分别为(4.45 ± 2.8)mm 和(4.68 ± 2.3)mm;中位数均为 4 mm(表 11-1)。以 IVU 图像中各解剖指标的临床阈值分组,来比较各组中上述指标在 IVU 和 3D-HCT 图像中的差异。在 52 例患者中,IVU 图像中测定 IPA ≤ 35°的共 21 例,但在 3D-HCT 图像中,这

21 例中仅有 4 例的 IPA≤35°，其余 17 例均在 35°～45°。这存在显著统计学差异（表 11-2）。而 IL 和 IW 在 IVU 和 3D-HCT 间无此差异。52 例患者输尿管软镜至肾盂均顺利进镜，成功率 100%，其中 48 例患者下盏结石可以在镜下完全暴露并被粉碎；有 1 例下盏结石在软镜向下最大弯曲度下只能部分显现并被部分粉碎；另 3 例因输尿管软镜无法进入下盏而放弃手术。以上 4 例未完成软镜下完全碎石的病例恰好为术前以 3D-HCT 方式测定 IPA≤35°的患者，而在以 IVU 方式中测定 IPA≤35°的 21 例中也只有该 4 例无法完全进入下盏碎石（表 11-1、表 11-2，图 11-1、图 11-2）。

表 11-1　IVU 与 3D-CT 图像中三项解剖指标值的比较

	IVU			3D-HCT		
	均值 Mean ± SD	中位数 Median	范围 Range	均值 Mean ± SD	中位数 Median	范围 Range
IL/mm	32.78 ±9.1	32	9～40	33.15 ±8.7	33	6～42
IW/mm	4.68 ±2.3	4	2～12	4.45 ±2.8	4	3～10
IPA/°	68.65 ±16.28	64.51	10～115	58.26 ±17.73	66.32	10～110

表 11-2　以 IVU 图像中各解剖指标的临床阈值分组后比较各项解剖指标值在两种图像中的差异

	n	IVU	3D-HCT	P value
Infundibular length on IVU(IL)				
≤35 mm	36	29.78 ±7.6	30.53 ±5.4	0.351
>35 mm	16	40.73 ±10.5	42.67 ±11.5	0.247
Infundibular width on IVU(IW)				
≤5 mm	38	4.37 ±2.7	5.12 ±1.5	0.560
>5 mm	14	5.22 ±3.2	5.32 ±2.8	0.500
IPA on IVU(IPA)				
≤35°	21	26.37 ±13.51	41.64 ±15.32	0.002
>35°	31	69.75 ±18.68	67.55 ±16.56	0.09

尽管在过去的 20 余年，学者们发现肾下盏的解剖结构对体外冲击波碎石治疗下盏结石的疗效有着重要影响，但是随着内镜技术的发展，输尿管软镜逐渐成为肾脏结石治疗的主要方法之一。逆行输尿管软镜是目前腔内泌尿外科学新技术的代表。直径较小的输尿管软镜、钬激光、套石篮以及软镜鞘的应用使进入肾盂肾盏系统更加容易，提高了肾结石的治疗效果。然而，下盏结石仍是泌尿外科的一大难题。复杂的下盏结构，如肾盂肾盏夹角过小、长而窄的漏斗，制约了输尿管软镜治疗下盏结石的清石率。目前有许多关于评估肾集合系统解剖对清石率影响的研究，多数结果认为在影响肾内手术的一些解剖因素（IPA、IL、IW）中 IPA 显得更为关键。

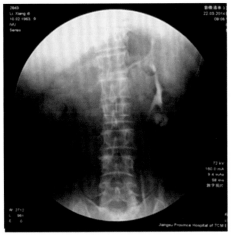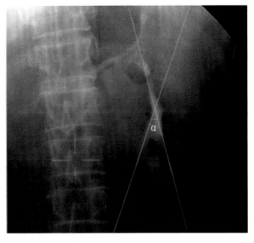

图 11-1　IVU 上获得的 IPA 测量成像

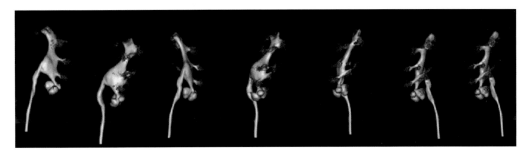

图 11-2　3D-HCT 上获得的 IPA 测量成像

如何解释 IPA 实际大小在 IVU 中显著小于 3D-HCT 中所得结果,我们认为这与肾脏本身的位置密切相关。肾脏紧贴腹后壁,居腹膜后方,位于肋缘下,肾纵轴与脊柱所成角度为30°左右,与腰大肌的外侧边界平行。而 IVU 为二维平面图像,肾脏的这一"旋转"直接导致在 IVU 图像中肾脏的横径缩短,IVU 图像测量的 IPA 数值实际上为肾盂肾下盏在身体冠状面上的投影角度,较实际数值小;而 3D-HCT 为三维图像,重建后通过图像旋转纠正肾脏的"旋转",真实反映了在肾脏平面上肾盂肾下盏的夹角关系,继而得到真实的 IPA。

迄今,已有诸多技术用于描述肾下盏漏斗部的解剖指标。Sampaio 和 Aragao 首先采用聚酯树脂铸模进行三维重建集合系统。尽管 IVU 是临床评估肾下盏解剖形态的传统技术,但随着 CT 技术,尤其是 3D-HCT 的发展,IVU 已逐渐被取代。Rachid Filho 等比较了 3D-CT和 IVU 在评估肾盂肾盏系统解剖指标中的作用,结果显示 3D-CT 在评估结石位置、肿瘤和血管方面更具优势,而在下盏空间解剖上 IVU 和 3D-HCT 同样精确。然而,在 IPA、IL 和 IW上,他们未发现 IVU 和 3D-HCT 之间存在显著差异。CT 平扫结果精确率高,扫描时间短,使其逐渐成为评估结石的金标准。CT 图像不仅可以发现结石,提供结石位置信息,同时还能提供其他细节,如解剖指标,从而帮助制订诊疗方案。

3D-HCT 通过薄层扫描能提供高质量的时间和空间分辨率,能展现下盏的冠状面,可提高 IPA 的真实性,而不增加评估时间。3D-HCT 的冠状面尿路成型较轴位图像更能提供关于肾下盏的重要解剖结构信息,这使其能更好地评估 IPA、IL 和 IW,尤其是在垂直面上显示为锐性的肾盂肾盏夹角和窄而长的漏斗部时,冠状面成像更能真实地反映 IPA。另外,3D-HCT能在同一平面上显示肾脏、输尿管和膀胱,且位置及角度与实际情况基本一致,如此可以为软镜的实施提供更好的指导。相对于 IVU 在二维平面提供信息所造成的误差,3D-HCT 在评估肾下盏空间解剖方面更优于 IVU,可以提供更加精确的肾下盏三维空间解剖数据,从而在术前预估软镜处理下盏结石的困难程度。

第十二章　复杂性尿路结石的输尿管软镜治疗

第一节　概　述

在 CUA、EAU 泌尿系结石治疗指南中并无关于复杂性结石的具体定义。参考 2014 CUA 指南中关于特殊类型肾结石的相关阐述及其他文献资料,结合输尿管软镜操作特点,我们将复杂性上尿路结石归纳如下:

(1) 结石自身特征:积累直径 >2 cm 的单发、多发结石;拟同期处理的双肾结石;感染性结石;CT 值 >1200 的结石。

(2) 解剖异常或畸形:马蹄肾、异位肾(移植肾、盆腔肾)、重复肾、额外肾、肾盏憩室、海绵肾、孤立肾、部分集合系统闭锁、尿流改道后等。

(3) 患者的特殊性:凝血功能障碍、过度肥胖、脊柱侧弯、儿童等。

相较于其他方式的微创肾内碎石技术(PCN、Mini-PCN、Micro-PCN 等),逆行输尿管软镜碎石技术(retrograde intrarenal surgery , RIRS)在呈现出独特优势的同时亦表现出局限性。辨析优势主要体现在三个方面:① 逆行输尿管软镜手术的经尿道、膀胱、输尿管路径具有单一性,建立方式相对简单,建立过程并发症少且学习曲线短。② 新一代的输尿管软镜双向偏转角度增至275°,结合末端广角透镜使得输尿管软镜在肾内几乎很少有观察盲区,而肾内镜下观察范围往往决定了肾内手术范围,只有看得广才能行得宽,这在处理肾内复杂结石时是非常重要的。③ 术后严重并发症少。当前 RIRS 的局限性更多是体现在钬激光碎石效率和一次术后清石率不尽如人意,即便如此,激光技术的进步对输尿管软镜碎石技术的推动作用也是显而易见的。

输尿管软镜技术治疗复杂性上尿路结石,结石负荷是关键的影响因素之一,究竟多大的结石采用逆行输尿管软镜激光碎石是合适的? 目前在各泌尿系结石治疗指南中对 RIRS 治疗的肾内结石负荷基本推荐在 1.5 ~ 2.0cm,而在实际临床工作中很多治疗中心会选择 RIRS 处理2.0 ~ 3.0cm,甚至 3.0cm 以上结石,近期相关临床研究数据显示与 PCNL 相比,RIRS 治疗2.0cm 以上特别是 2 ~ 3cm 结石,两者清石率无明显差异,区别在于 RIRS 可能需要的治疗次数略多。

在选择大负荷结石行 RIRS 时,除了需要较为精确评估结石负荷外必须同时考虑到结石硬度(对激光抵抗性),不同矿物/蛋白成分的结石对激光的抵抗性存在差异,甚至这种差异较结石负荷影响更大,如何量化这种差异性,并将此差异性用数学形式表达后与结石负荷相融合从而能准确反应某一块具体大小、成分的结石在激光能量下的粉碎效能？我们正在进行相关的实验及临床研究,并将其定义为"结石体积—能量负荷",希望这种评估方式能够为RIRS适应证选择提供更可靠的依据。

上尿路解剖异常会增加RIRS的手术难度,此类上尿路结石病人选择行RIRS时需要术前借助KUB、IVP、CT、CTU、尿路逆行造影等全面准确评估尿路的解剖特点,选择最佳的治疗方式并针对性制定手术预案。通常上尿路解剖异常按部位可以分为输尿管解剖异常和肾脏解剖异常,前者如异常扭曲、重复输尿管等往往影响RIRS手术路径的建立,后者如马蹄肾、重复肾、异位肾、肾盏憩室、肾盏闭锁等决定了软镜在肾内的具体操作特点与方法。需要提出的是,在处理各类复杂性尿路结石特别是存在上尿路解剖异常时常常在术中需要借助X线影像设备帮助诊断及结石定位。

选择RIRS技术治疗复杂性上尿路结石时考虑到手术时间较长、结石负荷较大、感染背景结石等因素,术中应当力求将UAS鞘置放到位,当12/14F规格UAS鞘放置困难时11/13F规格UAS鞘往往可以置放成功,此时配合一支纤细的纤维软镜是非常不错的选择。

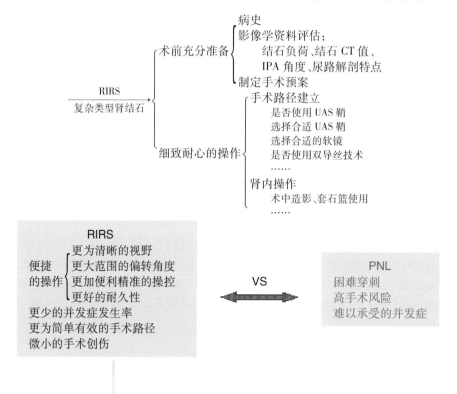

图 12-1　复杂性尿路结石的输尿管软镜治疗评估

第二节 肾盏憩室内结石

肾盏憩室是位于肾实质内的囊性病变,囊壁被覆尿路上皮,但没有收缩及分泌功能,与肾盂、肾盏之间有细管相通,憩室内充满来源于邻近集合系统的尿液。

该病首先由 Rayer 于 1841 年描述,可为多发性,位于肾的任何部位,但肾上盏更易受累。据报道,0.2% ~0.6% 的个体在接受肾影像学检查时偶然发现。儿童和成人的发病率相似,常见于 20 ~60 岁者。多为单侧性,两侧受累数相等,双侧同时存在者约占 3%。大部分儿童期发现的该病为先天性疾病,一部分患者是后天获得的。一些患者的肾盏憩室可在急性上尿路感染后出现,提示憩室可能是小的局限性皮质脓肿破溃入集合系统而形成。有 9.5% ~50% 的憩室腔内会发生结石,会引起疼痛、血尿或者含有细菌。代谢因素和尿路狭窄在肾盏憩室内结石形成的发病机制中的角色还存在争议。Burns 及其同事(1984)认为,微粒停留时间,特别是在憩室内的停留时间,可能是结石形成的成因。然而,其他一些有关代谢资料的研究却获得了相矛盾的结论。Hsu 和 Streem(1998)曾报道在患有肾盏憩室结石的 14 例患者中,32% 有代谢异常,而 Liatsikos 及其同事(zaoo)发现在 49 例患有肾盏憩室结石的患者中代谢异常的发生率却很低。

肾盏憩室根据病因可以分为两类:① 先天性病变:在胚胎发育早期,输尿管芽发生多次分支分裂,形成原始肾小盏,此后逐渐萎缩合并,如细小输尿管芽分化失败则形成囊性扩张;② 后天性肾盏憩室:由于代谢异常及结石生长、感染等因素导致肾盏积水形成。根据肾盏憩室的发生位置分为两型:Ⅰ型憩室最常见,常位于肾盏的杯口内,与肾小盏相连,多在肾的一极,以肾上极最为常见。通常较小,1 mm 至数厘米不等;偶尔也可为大憩室。此型憩室长期随访多无症状。Ⅱ型憩室与肾盂或邻近的大肾盏相连,多位于肾的中央部位,形状较大,且常有临床症状。

多数单纯性肾盏憩室无临床症状,仅在静脉肾盂造影时偶然发现。当憩室继发感染或结石时,可出现腰痛、肉眼血尿、脓尿、发热及尿频、尿急、尿痛等表现。一些小的肾盏憩室也可引起明显的腰痛,可能与肾盏连接部压力增加或引流不畅有关。由于肾盏憩室通道很窄,结石极少能通过憩室颈排入肾盏。如有排石,会出现肾绞痛。憩室合并结石时,表面的肾实质常形成瘢痕或萎缩。瘢痕形成常导致憩室通道闭合。此时,结石位于肾实质的腔内,与集合系统完全分隔。憩室通道关闭可引起急性感染和肾脓肿。肾上极脓肿常导致有症状的胸腔积液,感染也可导致黄色肉芽肿性肾盂肾炎。

肾盏憩室及憩室内结石的诊断主要依靠 X 线影像学特征(图 12-2),包括:① 高密度结石影位于肾实质内。② 结石多为沙粒样堆积的多发结石。③ 肾盏憩室与集合系统中间细管(憩室峡部)显影是憩室的特征性标志。④ 显影次序依次为邻近小盏、中间细管、憩室,之后憩室内的造影剂密度逐渐增高。

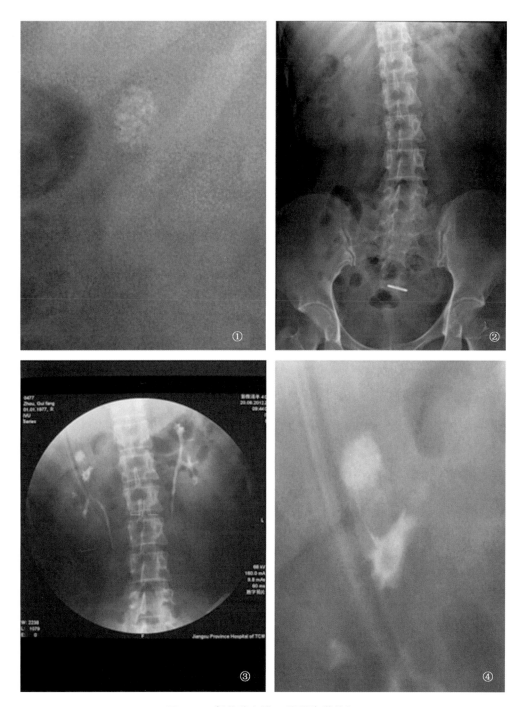

图 12-2　肾盏憩室的 X 线影像学特征
① 结石多为沙粒样堆积的多发结石　② 高密度结石影位于肾实质内
③④ 肾盏憩室与集合系统中间细管(憩室峡部)显影是憩室的特征性标志

一、Ⅰ型肾盏憩室

Ⅰ型憩室最常见位于肾盏的杯口内,与肾小盏相连,多在肾的一极,以肾上极最为常见,通常较小,1 mm 至数厘米不等,偶尔也可为大憩室。此型憩室长期随访多无症状。图 12-3 至图 12-5 所示为一例Ⅰ型肾盏憩室内结石软镜手术前后的影像学检查结果。

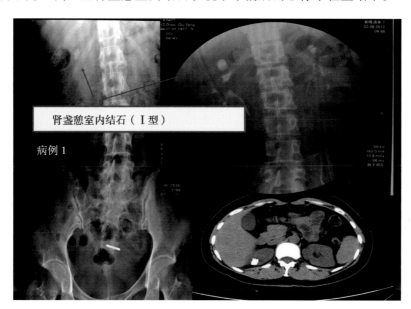

图 12-3 术前影像学检查,诊断为Ⅰ型肾盏憩室

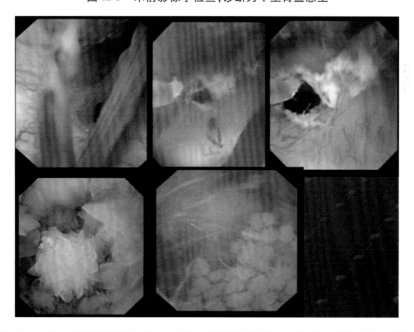

图 12-4 术中软镜所见憩室开口,应用钬激光切开开口,寻找到结石后,钬激光碎石

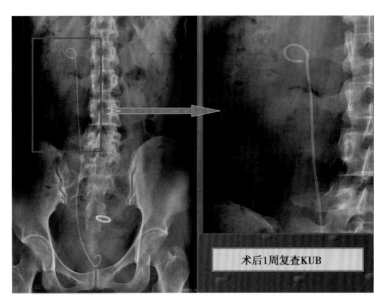

图 12-5　术后 1 周复查 KUB，双 J 管放置合理，未见残石

二、Ⅱ型肾盏憩室

Ⅱ型憩室与肾盂或邻近的大肾盏相连，多位于肾的中央部位，形状较大，且常有临床症状（图 12-6 至图 12-9）。

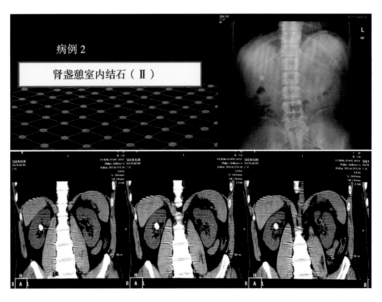

图 12-6　术前影像学检查，诊断为Ⅱ型肾盏憩室

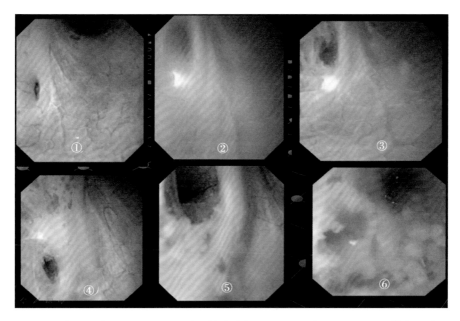

图 12-7　术中软镜所见憩室开口,应用钬激光切开开口,寻找到结石后进行钬激光碎石
(① 憩室开口,②—⑤ 切开憩室口,⑥ 憩室内结石)

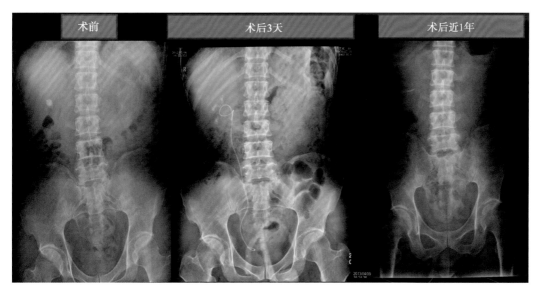

图 12-8　手术前后 KUB 平片表现

(术后 3 天显示双 J 管放置合理,有少数残石;术后 11 个月复查见原憩室位置少量颗粒状碎石沉积呈新月状)

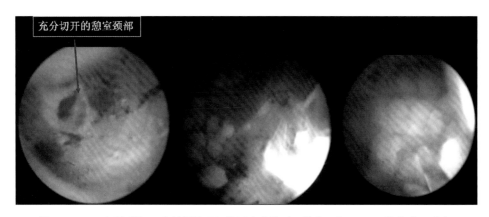

图 12-9　11 个月后行 2 次镜检取石,结石完全取净,憩室口切开至正常大盏口直径

三、双侧肾盏憩室

肾盏憩室双侧同发比较少见,此病例为双侧同发肾盏憩室伴结石,左侧为开口于肾盂的 Ⅱ 型肾盏憩室,右侧为开口于下盏的 Ⅰ 型肾盏憩室(图 12-10、图 12-11)。

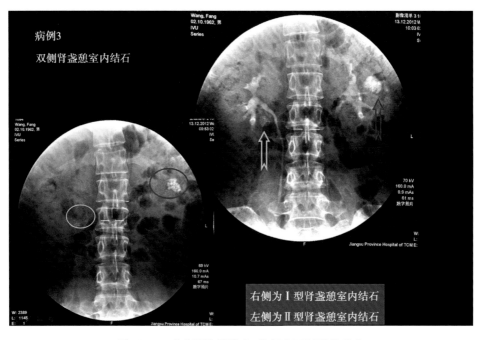

图 12-10　术前影像学检查,诊断为双侧肾盏憩室

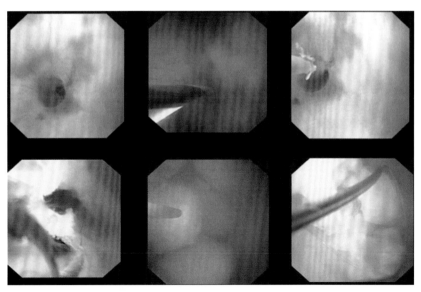

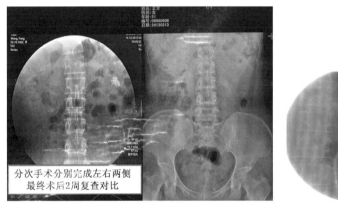

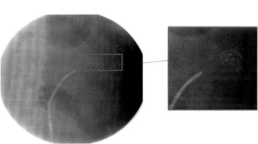

图 12-11　双侧肾盏憩室的部分手术图及术后 KUB

① 先行左侧手术,术中软镜所见肾内多处扩张集合管开口与憩室开口类似;② 根据术前影像学资料寻找可能的憩室开口后经工作通道置入 0.025 斑马导丝;③ 术中 X 线影像证实导丝盘曲在憩室内并与结石重合,证实为憩室开口;④ 应用钬激光切开开口,寻找到结石并粉碎后,残石应用套石篮取出;⑤术后 1 个月行右侧手术;⑥ 2 周后复查 KUB。

四、肾盏憩室伴结石的输尿管软镜治疗技术要点

（一）准确寻找憩室开口

（1）根据术前影像学检查在憩室开口可能存在的小盏、肾盂位置进行仔细观察。特别是发生在肾两极的肾盏憩室,需要操作软镜进入各小盏内。

（2）对于某些位置隐蔽或被间脊小梁遮盖的开口或软镜操作尚不熟练者,在术中行逆行造影也是寻找开口的有用技巧。

（3）某些伴有肉眼血尿的患者,镜下可注意观察是否存在溢血或喷血的开口。

（4）对于无法确定的可疑憩室开口,我们常规经软镜置入斑马导丝,X 线监视下导丝进入憩室后沿室壁盘曲,与结石影或造影剂重合,可明确憩室开口及位置。

（二）肾内组织切割时如何避免严重的出血

峡部切开时应尽量避免严重的出血,特别是对于峡部细小且较长者。我们的经验如下:

（1）切开时注意观察,避开搏动明显处;

（2）从憩室开口即做多点切割,避免在一处深切;

（3）最初的切开无须充分,待软镜进入憩室内处理完结石后再进一步将峡部充分切开。

（4）将钬激光调整为组织切割模式并适当调高功率,此状态下较宽的能量脉宽更有利于组织切割和止血。

（5）一旦出现明显的出血,可以在回水通畅的前提下加快灌注冲洗。如果仍然无法完成手术,可以撤出输尿管软镜,肌注 1 u 凝血酶,同时将 UAS 闭孔内芯重新回纳,等待 10 ~ 20 min后,重新入镜并以网篮取出凝血块后往往可以继续完成手术。

第三节　肾盏完全或部分闭锁伴结石

曾经接受过肾脏开放手术(肾盂切开取石、肾实质切开取石等)、经皮肾镜术及反复的肾内感染(特异性及非特异性感染)均有可能导致肾内部分集合系统闭锁并伴有结石,此类患者在术前很难明确判断。

一、典型病例

（一）病例 1

患者女性,54 岁,因右肾结石接受 PCNL 术后 12 个月再次因右肾结石入院。根据术前影像学检查考虑为右肾腹侧组中盏结石嵌顿(图 12-12 至图 12-14)。

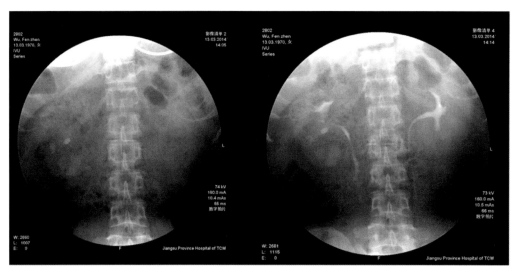

图 12-12　术前 IVU 诊断为右肾中盏结石,伴中盏明显积水

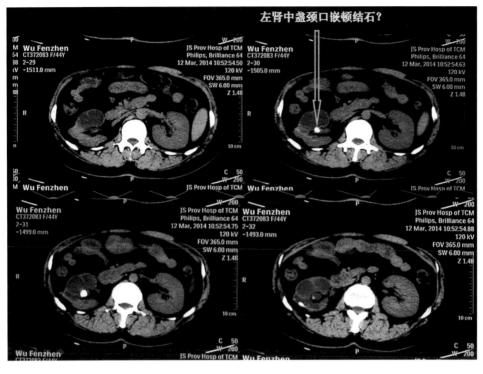

图 12-13　术前 CT 诊断为右肾中盏颈口嵌顿结石

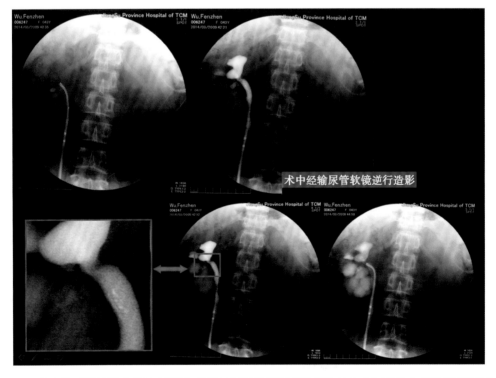

图 12-14　术中输尿管软镜未能发现结石,后经输尿管软镜逆行造影确认为中下盏集合系统闭锁(不完全)

术中输尿管软镜镜检,只可查及肾盂及右肾上盏,未见右肾中盏及下盏,亦未见结石。复习各影像学检查,镜检输尿管全长及膀胱,在排除重复肾、额外肾后于软镜下行上尿路逆行造影术(图12-14)。造影剂注入后右肾上盏显影,随着造影剂逐渐注入,肾盂下唇近UPJ处可见一潜行纤细隧道通向右肾中下盏。于肾盂下唇近UPJ处仔细寻找,似乎可见一点状开口,以软镜尖端下压拨开黏膜后明确见一针尖样腔隙开口(图12-15)。

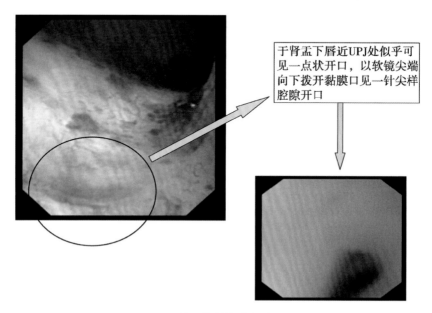

于肾盂下唇近UPJ处似乎可见一点状开口,以软镜尖端向下拨开黏膜口见一针尖样腔隙开口

图 12-15　输尿管软镜逆行造影所见

钬激光将针尖样开口充分切开后进入中盏,检查中盏,未发现结石,考虑进入背侧组中盏(图12-16)。遂于腹侧背侧组中盏开口处仔细寻找,再次发现一腔隙样隧道开口,将其切开后进入腹侧组中盏,发现结石并粉碎后取出(图12-17)。

以同样方法寻找到下盏开口并充分切开,遂完全恢复集合系统的完整性。

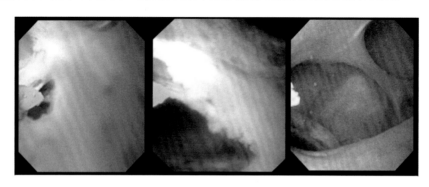

图 12-16　检查中盏,未发现结石

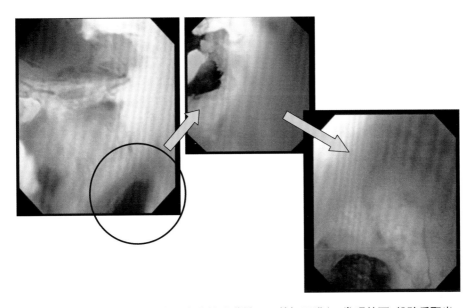

图 12-17　再次寻找到通向腹侧中盏的隧道样开口并切开进入,发现结石,粉碎后取出

（二）病例 2

50 岁女性患者,右肾多发结石、左肾萎缩,既往泌尿系结核病史。影像学检查结果见图 12-18。

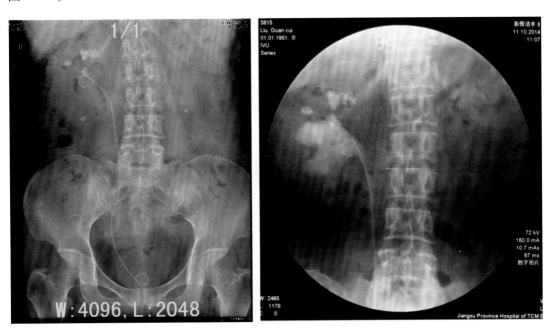

图 12-18　右肾多发结石、左肾不显影

术中镜下检查肾内集合系统,未发现上盏及结石(图 12-19)。

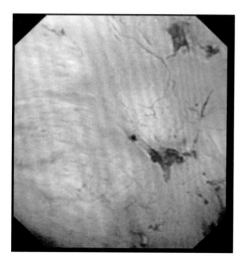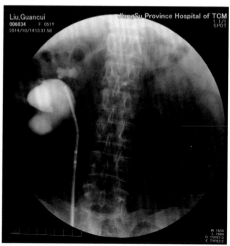

图 12-19　镜下检查肾内集合系统,未发现上盏及结石;经输尿管软镜逆行造影,上盏不显影

经输尿管软镜逆行造影,未见上盏显影。在 X 线引导下,以钬激光切开通向上盏的肾组织间隔,进入上盏,寻找到结石后充分碎石,并将碎石取至肾盂(图 12-20)。

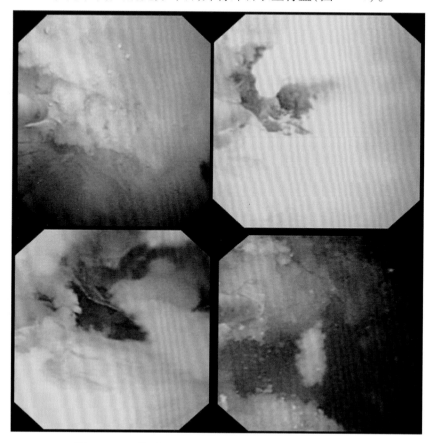

图 12-20　X 线引导下进入上盏,寻找到结石后充分碎石

二、集合系统闭锁伴结石的输尿管软镜治疗技术要点

（1）集合系统部分闭锁术前往往很难诊断，患者既往病史有参考价值。

（2）CTU 可能会提供有益的帮助。

（3）在行输尿管软镜手术时，手术室内应当配备 X 线影像系统。

（4）熟悉肾内解剖，镜下准确寻找到闭锁盏口存在的位置并在 X 线下确认。

（5）钬激光行软组织切割时选择宽脉宽、高功率模式。

（6）将闭锁的集合系统开放后力求碎石充分，将结石从原闭锁集合系统中取出。

（7）闭锁的大盏切开程度应当与正常肾大盏类似（7～10 mm）。

（8）术中双 J 管尽量放置入原闭合肾盏内。

（9）此类患者的远期效果需要进一步随访。

第四节　鹿角形结石

鹿角形结石是累及大部分肾结合系统的分枝状结石，它们填塞在肾盂中，其分支可以延伸至几个肾盏或所有的肾盏。部分性鹿角状结石是指分枝状结石未完全占据肾集合系统，完全性鹿角状结石是指分枝状结石完全占据了肾脏的集合系统。鹿角状结石还没有意见一致的定义。结石所涉及的肾盏数量是定义鹿角状结石的一个方面，因此，关于鹿角形的术语通常是指任何分枝状结石所涉及肾集合系统的一个以上的部分，如结石从肾盂累及一个或更多的肾盏。

鹿角形结石的最常见成分是磷酸铵镁结石或碳酸钙磷灰石。胱氨酸和尿酸结石可以单独或混合其他物质形成鹿角状结石，但是草酸盐或磷酸盐结石很少形成鹿角状。磷酸铵美结石和碳酸钙磷灰石也被称为感染性结石，因为它们与特殊生物体引起的尿路感染有关，这些生物体可以产生尿素酶，尿素酶又促进尿素分解为氨和氢氧化物。尿路中的碱性环境和高浓度氨，以及尿中有充足的镁和磷，促进了磷酸铵镁（鸟粪石）结晶的形成，从而导致大的分枝状结石的产生。此外，多聚糖生物膜和黏蛋白的合成以及其他有机物在鹿角状结石的构成中起到一定作用。对感染性结石的内部和表面结石的碎粒进行细菌培养，并与其他成分构成的无菌性结石相比较，发现细菌存在于结石中，且这种结石本身就被细菌感染。反复发作性的尿路感染伴随着尿素有机物的分解导致了结石的形成，感染又倾向于复发。一段时间以后，未治疗的鹿角状结石可能会破坏肾脏和（或）引起严重的浓毒血症。

鹿角形结石的一线治疗方法无疑是经皮肾镜取石术。即便如此，由于集合系统自身的解剖学特点、结石分布等原因，单一通道的经皮肾镜手术往往难以取净结石。临床上常采用的多通道经皮肾镜碎石取石术虽然在一定程度上提高了结石的清除率，伴随而来的肾实质过度损伤、出血、肾萎缩等并发症往往也同步升高。

随着输尿管软镜技术的成熟，同期或二期经皮肾镜联合输尿管软镜碎石取石技术逐渐应用于复杂性肾结石，特别是鹿角形结石的处理。联合的方式包括顺行或逆行输尿管软镜联合经皮肾镜，前者借助经皮肾镜筋膜扩张鞘置入软性肾盂镜或输尿管软镜，借助软

镜的可弯曲性处理硬镜无法到达的肾内结石或被水冲至3、4腰椎平面以下的输尿管结石,此种操作方式患者体位可以采用较为熟悉的俯卧位,经同一工作通道硬镜、软镜交替使用,缺陷在于受肾盂积水程度、肾镜筋膜扩张鞘放置位置、软镜可弯曲性能等限制,仍然存在较多的视野盲区,特别是穿刺通道的平行盏仍然很难到达;逆行输尿管软镜联合经皮肾镜的特点在于软镜与肾镜借助不同的通道同时工作,软镜视野充分弥补了肾镜的视野盲区,更适合处理经皮肾镜术后残留的大负荷结石,是真正意义上的双镜联合,其困难之处在于:两组手术医师同时操作,需要同时具备两套窥镜及影像系统,患者体位需要采用斜仰截石位(见第十章中图10-3、图10-4)。

　　单纯以 RIRS 处理完全鹿角型结石目前仍然是个挑战。长时间碎石过程、多次手术操作、大额经济负担都妨碍了 RIRS 成为完全鹿角石的治疗首选。不过因为某些原因无法选择经皮肾镜等治疗方式时,RIRS 仍然是值得推荐。

一、典型病例

(一)病例1

　　49岁男性患者,双肾结石(左肾铸状结石),左肾结石一期行 PCNL 术,术后肾盂、上盏、下盏残留结石,残石主体负荷5 cm×4 cm。二期经皮肾镜联合输尿管软镜顺利完成一次碎石清石(图12-21 至图12-24)。

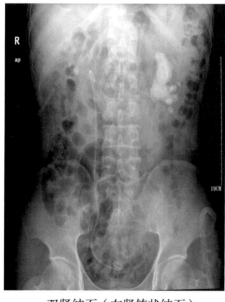
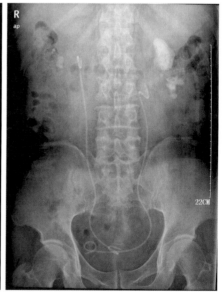

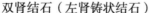

双肾结石(左肾铸状结石)　　　　　　　　左肾结石行PCNL术后

图12-21　左肾完全鹿角形结石,一期行 PCNL 术

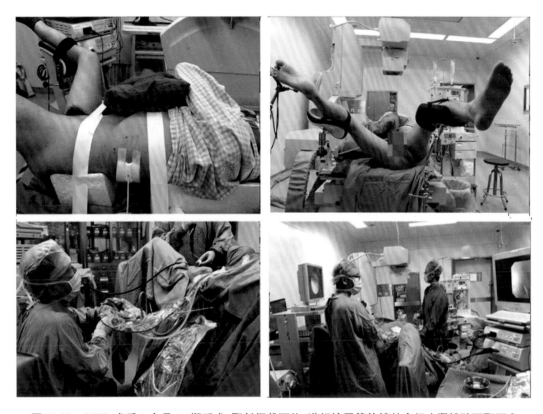

图 12-22　PCNL 术后 1 个月，二期手术，取斜仰截石位，逆行输尿管软镜结合经皮肾镜碎石取石术

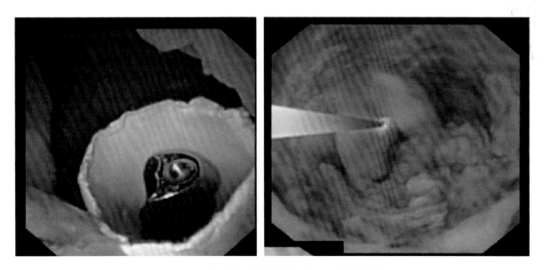

图 12-23　逆行输尿管软镜结合经皮肾镜碎石术

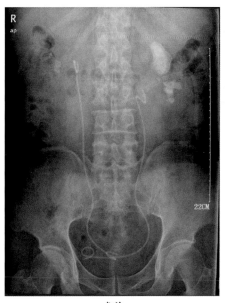
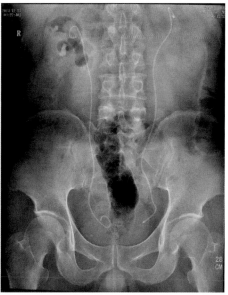

术前　　　　　　　　　　　　　　术后3天

图 12-24　经皮肾镜联合输尿管软镜碎石取石术前、术后 KUB 平片对比

（二）病例2

65 岁男性患者。左肾完全鹿角型结石（图 12-25）。初步拟行经皮肾镜碎石，CT 检查时发现为降结肠后位，遂以单纯逆行输尿管软镜分次碎石清石，结石负荷（累积直径）超过 10 cm，分 2 次手术完成，单次碎石时间 180～200 min（图 12-26 至图 12-32）。

病人右侧髋关节因创伤性关节炎后发生融合，无法采用截石位手术，手术采用完全平卧位完成。

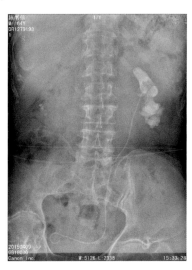
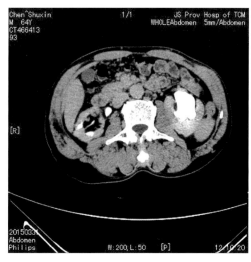

图 12-25　术前 X 平片及 CT

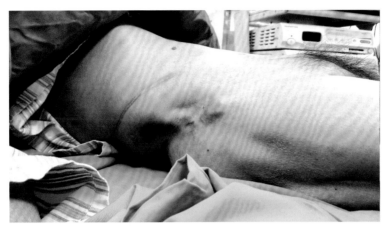

图 12-26 手术采用完全平卧位

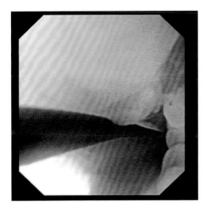 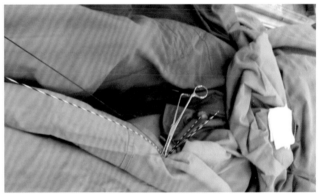

图 12-27 平卧位,输尿管镜下左输尿管内置入 0.032inch 斑马导丝,再次置入一根后形成双导丝

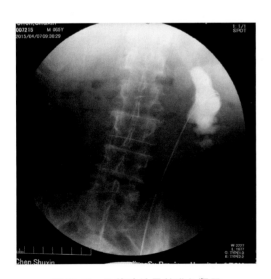 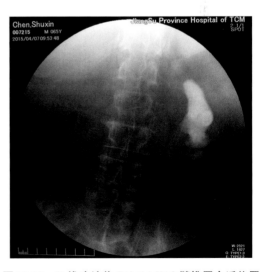

图 12-28 X 线确认导丝进入肾盂　　　图 12-29 X 线确认将 F12/14 UAS 鞘推置合适位置

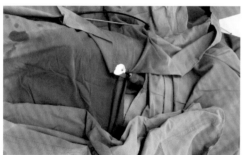
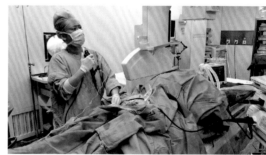

图 12-30　UAS 鞘置放成功后,置入电子输尿管镜,并行钬激光碎石

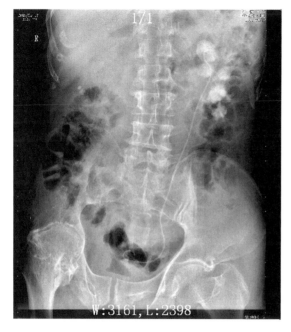

图 12-31　术后 1 周 KUB 复查

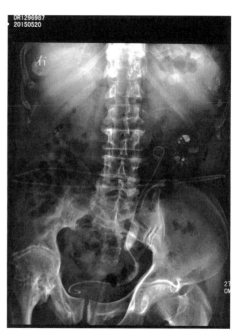

图 12-32　二次手术术后 10 天 KUB 复查

二、输尿管软镜技术要点

（1）经皮肾镜联合顺行或逆行输尿管软镜碎石取石手术的适应证略有不同。

（2）斜仰截石位可以采用伸髋、屈髋两种方式,前者更有利于输尿管径路逆行操作,斜仰角度以 45°为佳。

（3）对于完全鹿角形结石行经皮肾镜手术时,若考虑到需要随后进行的双镜联合手术,经皮肾镜穿刺通道尽量选择下盏进入,残留在中上盏的结石更利于软镜粉碎;同时,斜仰位加大了肾脏冠面与水平面成角,使得碎石更易向肾盂及下盏汇聚,易于通过经皮肾镜通道取石。

（4）双镜操作时避免相互影响,当采用逆行输尿管软镜碎石时,经皮肾镜退出筋膜扩张鞘,间断封堵筋膜扩张鞘,防止集合系统过度塌陷;碎石量较大时,改用肾镜取石,一般采用肾镜冲水即可将大部分碎石取出,双镜联合交替直至碎石取净。

第五节 马蹄肾结石

　　两侧肾脏的上极或下极相融合成马蹄肾,发病率为 1/500~1/1 000,男女比例为 4∶1。马蹄肾发生在胚胎早期,是两侧肾脏胚胎在脐动脉之间被紧挤而融合的结果。此症首先由 Decarpi 在 1521 年尸检中发现,Botallo(1564 年)做了全面描述并示以图解,Morgagni(1820 年)报道了第一例有并发症的马蹄肾患者。在胚胎发育 4~6 周,后肾组织相互靠近,此时许多影响因素均可导致其下极相融合。

　　脐动脉或髂动脉的轻微变化可引起正在移行的肾脏方向改变,从而发生两肾的融合。不管其形成机制如何,肾脏的融合总发生在旋转之前,因此,肾脏和输尿管常朝向前。马蹄肾是一种最常见的先天性肾畸形,患有此病的患者常常受到尿路结石的困扰。在许多情况下,高位的输尿管延伸至肾盂内,从而使肾盂输尿管连接出现异常,导致尿液排出受阻,引起肾积水、感染或尿路结石。

一、典型病例

　　41 岁男性患者,左肾铸状结石,结石主体负荷 4 cm×3 cm。CT 诊断为马蹄肾(图 12-33 至图 12-35)。

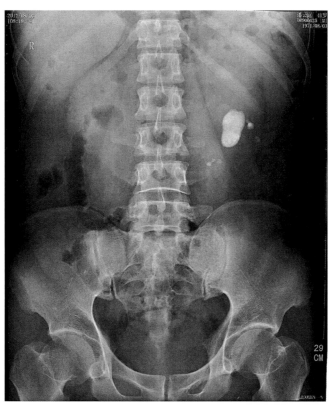

图 12-33　KUB 平片诊断为左侧肾盂结石

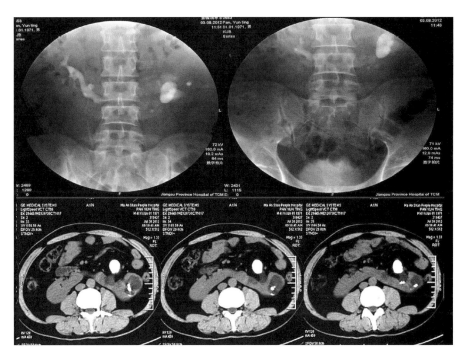

图 12-34　CT 诊断为马蹄肾

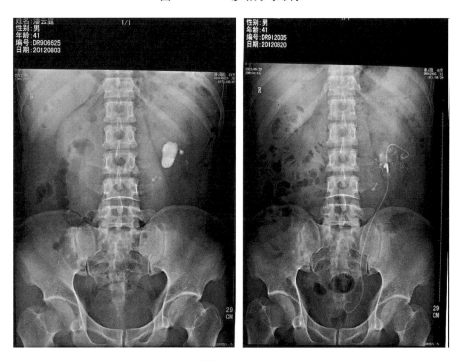

图 12-35　软镜术后 2 周复查 KUB

二、输尿管软镜技术要点

（1）马蹄肾伴有肾脏旋转不良、肾盂朝向前内、输尿管较高位置进入肾盂等解剖异常，术前 CTU 可以提供较丰富的肾内解剖与结石分布特征。

（2）马蹄肾下极过于接近脊柱,导致 IPA 角度过小,输尿管软镜处理马蹄肾下盏结石术前有一定难度。

（3）马蹄肾患者约 1/3 伴 UPJ 梗阻,在行输尿管软镜手术时,需准备球囊扩张管等相应器械。

第六节　盆腔异位孤立肾

肾脏异位是指肾脏定位异常。肾脏源自盆腔,如未能上升,则滞留于盆腔,也可过度上升进入胸腔。上升不全的肾脏其肾盂输尿管连接部狭窄,膀胱输尿管反流和多囊性肾发育不良的发生率增加,上述情况须手术纠正。异位肾包括盆腔异位肾、胸腔异位肾和交叉异位肾。

盆腔异位肾较小,因旋转不良肾盂常位于前方,90% 肾轴倾斜甚至呈水平位,输尿管短或仅轻度弯曲。肾血管异常,肾主动脉源于主动脉远侧或其分叉处,伴一条或多条迷走血管。尸检盆腔异位肾发生率为 1/2 100 ~ 1/3 000,其中孤立异位肾发生率为 1/22 000,双侧异位肾罕见,男女无差异。但临床上女性多见,可能与女性多因泌尿系感染而行检查,从而检出率高有关。左侧多于右侧。15% ~ 45% 合并生殖器畸形,如女性双角子宫、单角子宫或残角子宫、子宫阴道发育不全、双阴道等,男性隐睾、双尿道、尿道下裂等。输尿管绞痛是常见症状,易与急性阑尾炎混淆。可有肾积水、结石、肾性高血压等表现。有报告将孤立性异位肾误当盆腔肿瘤切除而造成严重后果者。IVP 多可诊断,超声、ECT、逆行肾盂造影等有助于诊断。

一、典型病例

41 岁男性患者,盆腔异位孤立肾伴结石,结石主体负荷 2 cm × 1.5 cm（图 12-36 至图 12-38）。

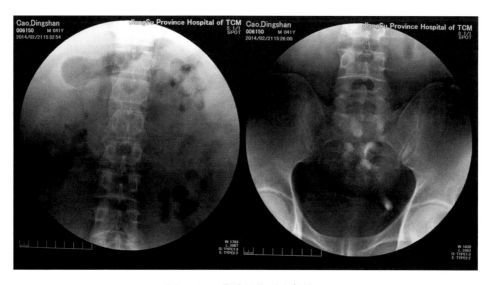

图 12-36　盆腔异位孤立肾结石

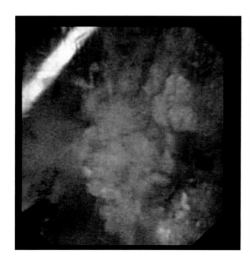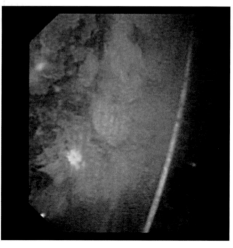

图 12-37　考虑输尿管过度扭曲,手术中使用双导丝技术。寻找到结石后,钬激光进行碎石。对激光碎石后的残石,应用套石篮取出

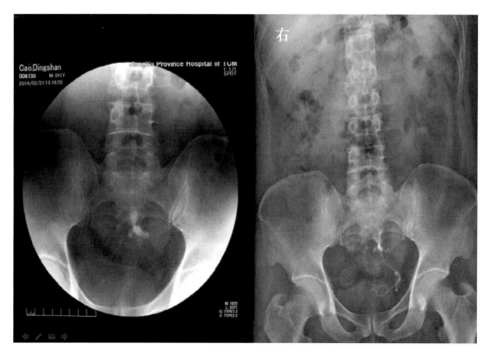

图 12-38　术后 1 个月复查显示,结石大部已被排除

二、输尿管软镜技术要点

(1)异位肾多伴有各类解剖异常,包括肾旋转不良、肾盂多朝前方、伴 UPJ 梗阻(约占 1/2)、输尿管扭曲等。术前 IVP、CTU 等检查尤为重要,特别是 CTU 提供的三维信息对选择手术方式、制定手术预案有着重要参考价值。

(2)熟练掌握 RIRS 操作特点,如持镜方式、选择合适 UAS 鞘、是否使用双导丝等。若 UAS 鞘放置顺利,则术中尽量取石。

第七节　困难输尿管条件下的软镜手术

　　困难输尿管条件往往是指输尿管自身存在严重的扭曲、狭窄、脊柱侧弯等影响逆行输尿管软镜操作的情况,这类患者行输尿管软镜手术有一定困难,但处理得当仍然可以一期完成手术。

一、典型病例

（一）病例 1

女性,40 岁,右输尿管下段扭曲,上段结石(图 12-39 至图 12-42)。

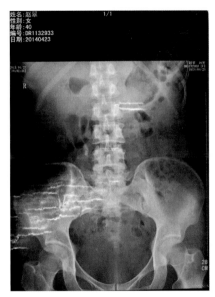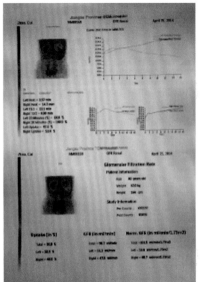

图 12-39　术前 KUB 及肾核素扫描

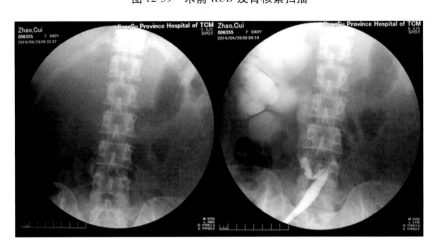

图 12-40　术前逆行输尿管造影

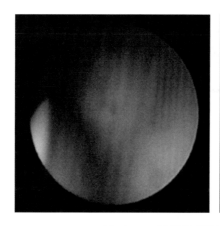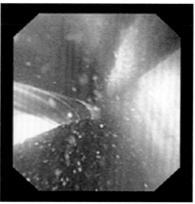

图 12-41　输尿管硬镜下放置双根斑马导丝

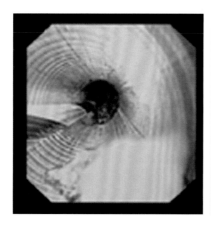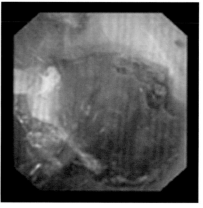

图 12-42　斑马导丝引导下放置输尿管扩张鞘,软镜进入并寻找到结石后,钬激光碎石

（二）病例 2

女性,55 岁,左肾结石伴左输尿管狭窄(图 12-43 至图 12-45)。

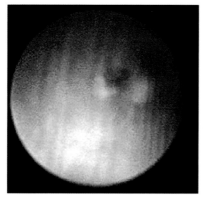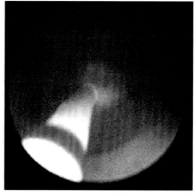

图 12-43　左输尿管上段狭窄,只能通过 F3 输尿管导管

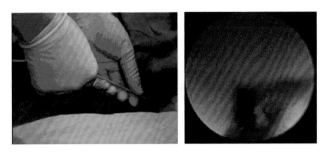

图 12-44　使用输尿管扩张管渐次将输尿管扩张至 F10

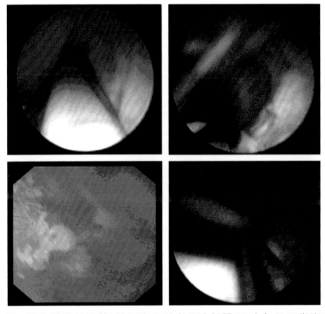

图 12-45　置入球囊扩张管,镜下定位后专用注射器 20 大气压下膨胀球囊至
7 mm 直径(近 F21),顺利置入 UAS,软镜碎石取石后并排留置 F6 D-J 管 3 个月

（三）病例 3

女性, 28 岁,智障,脊柱侧弯,肥胖(体质指数为 33.4),双肾结石(右肾积水,UPJ 处梗阻石)(图 12-46 至图 12-48)。

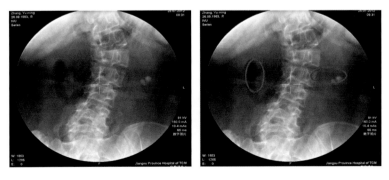

图 12-46　双肾结石(右肾积水,UPJ 处梗阻石)

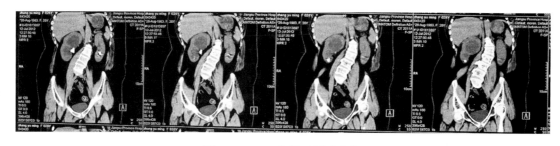

图 12-47　CT 泌尿系尿路成像

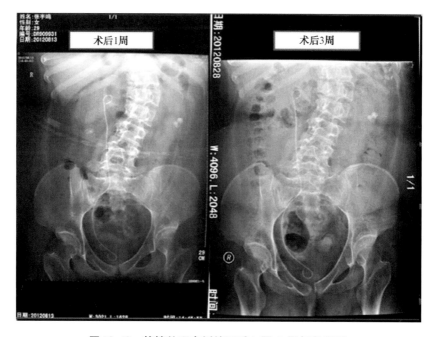

图 12-48　软镜处理右侧结石后 1 周、3 周复查 KUB

二、输尿管软镜技术要点

（1）困难条件输尿管包括狭窄、扭曲、异位等情况，术前须经顺逆行造影、CTU 充分评估。

（2）需要掌握各类型、规格导丝，输尿管扩张鞘、球囊扩张管的性能特点及使用技巧。

（3）备有一支细的输尿管硬镜（F6/7.5）。

（4）过度肥胖（体质指数 >30）是行 SWL 及 PCNL 的不利因素，但并不是输尿管软镜手术的影响因素。

（5）严重的脊柱侧弯会影响输尿管软镜技术操作。即便如此，与 PCNL 的影响相比，输尿管软镜手术仍然是处理脊柱侧弯患者上尿路结石的理想方法。

（6）严重的脊柱侧弯往往伴随不同程度的输尿管扭曲或肾旋转不良，碎石后应尽可能将残石取出。

第八节 感染性结石(孤立肾)

感染性结石又称为鸟粪石,也指感染石或三价磷酸盐结石。在无抗生素的年代,感染性结石引起的病死率高、复发率高、肾功能丧失率高,因此被称作"恶性结石病"。尽管当今的微创技术使尿路结石的治疗更为安全、有效,但若对这种特殊结石缺乏足够的认识,它反而有可能会成为体外碎石和体内碎石的"陷阱",导致术后严重的尿源性脓毒症(urosepsis),甚至因感染性休克而致死。

处理孤立肾感染性结石的相对危险度更高,逆行输尿管软镜手术方式与经皮肾镜手术相比,术中、术后发生尿源性感染的风险并没有明显下降,不过由于逆行输尿管软镜手术路径相对简单,明显减少了经皮肾镜造成的肾实质损伤与大出血的手术风险。因此,即便是较大负荷的孤立肾感染性结石,在充分准备的情况下亦可通过输尿管软镜分期手术完成。

一、典型病例

(一) 病例 1

女性,64 岁,左侧孤立肾结石,曾行 SWL 碎石 2 次,半年来反复发热、腰痛,入院后 2 次尿培养均检出奇异变形杆菌,结石 CT 值为 550～600,血清肌酐 220 μmol/L(图 12-49 至图 12-51)。

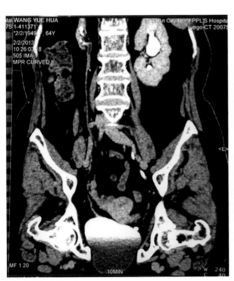
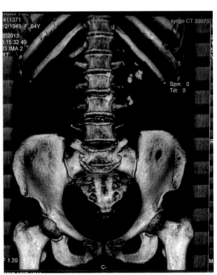

图 12-49 左侧孤立肾伴结石

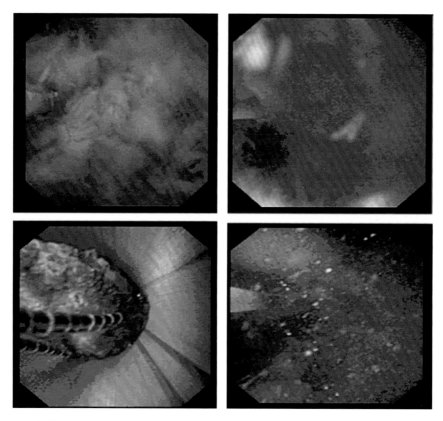

图 12-50　术前 1 周行经皮肾穿刺,留置 F10 肾造瘘管,同时逆行放置 D-J 管。术中开放肾造瘘管,
保证低压灌注,见大量脓苔包裹结石,完全粉碎后取出脓苔及结石

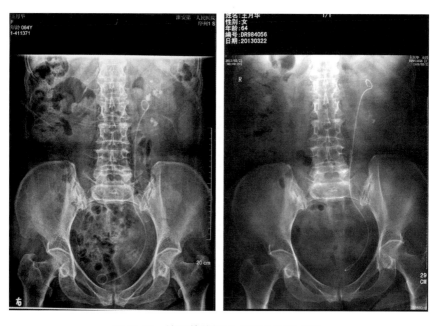

图 12-51　输尿管软镜手术前后 KUB 平片

（二）病例 2

女性,57 岁,因右肾铸状结石曾接受 1 次 PCNL 术,术后 1 个月反复发热伴肾周疼痛,肾造瘘口红肿溃脓,后行肾周脓肿切开引流术(图 12-52 至图 12-55)。

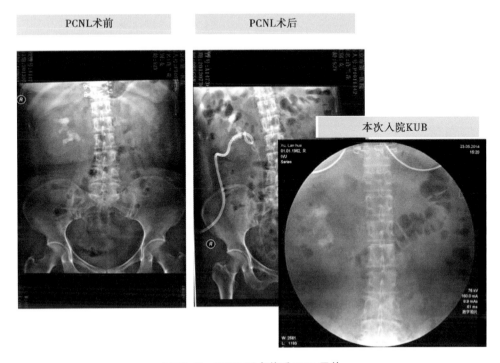

图 12-52　PCNL 手术前后 KUB 平片

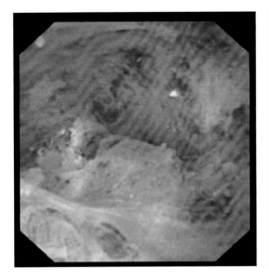

图 12-53　X 线引导下肾实质及肉芽切开,寻找盏口并碎石,恢复正常肾内解剖

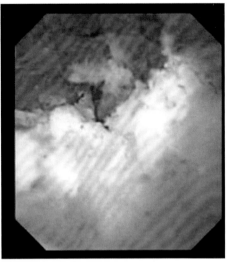

图 12-54　肾内结构破坏,大量肉芽组织生长覆盖

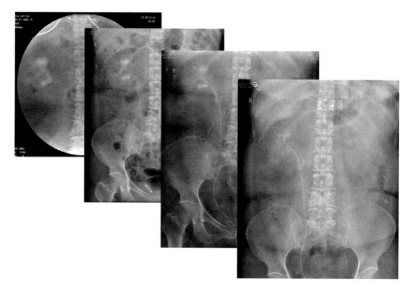

图 12-55　经历 3 次输尿管软镜手术后完成清除结石

二、输尿管软镜技术要点

孤立肾感染性结石输尿管软镜技术要点如图 12-56 所示。

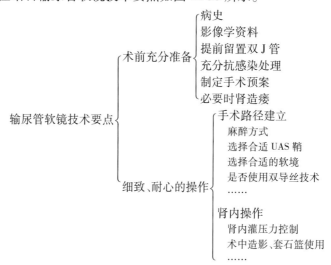

图 12-56　孤立肾感染性结石输尿管软镜技术要点

第九节　尿流改道术后并发尿路结石

尿流改道术用于输尿管和膀胱疾病的手术治疗。尿路改道手术可分为临时性和永久性两类。尿路改道手术除了肾、输尿管、膀胱、尿道造口术（或造瘘术）外，常采用的有以下几种方式：① 利用一段游离的肠管在腹壁造口，作为尿流的通道，如回肠膀胱术以及在此基础上发展的可控回肠膀胱术。② 尿粪合流手术,如输尿管乙状结肠吻合术。③ 近些年来发展起来的尿流不改道,而使用肠管做膀胱替代性手术,如回肠代膀胱术。尿流改道术后,由于感染、输尿管再植吻合口狭窄等原因,上尿路结石的发生并不少见。

一、典型病例

男性,73 岁,尿流改道术后 5 年,左输尿管上段结石(图 12-57 至图 12-60)。

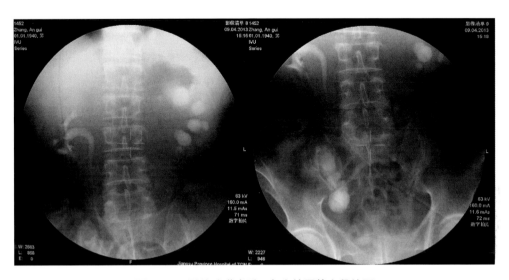

图 12-57   尿流改道术后 5 年左输尿管上段结石

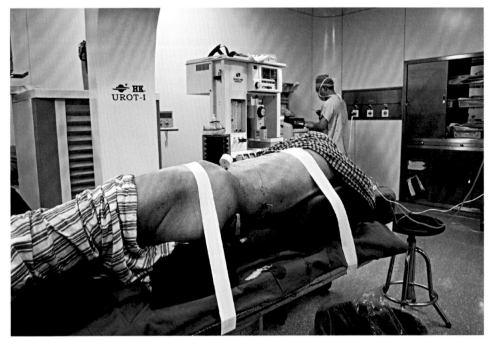

图 12-58   手术体位及尿流改道口的消毒

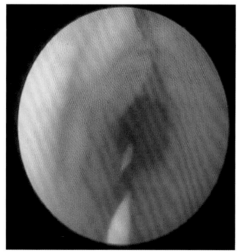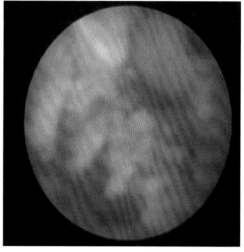

图 12-59　放置斑马导丝管,顺行置入软镜,发现结石并碎石

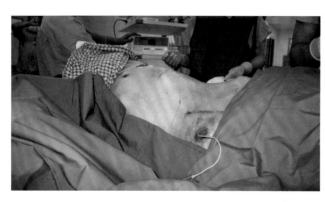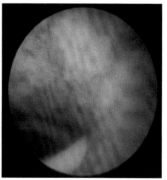

图 12-60　钬激光碎石后,扩张再植输尿管口后逆行由斑马导丝放置 D-J 管

二、输尿管软镜技术要点

（1）不必强求一期手术。先行经皮肾造瘘,造瘘管留置 1 周以上后二期输尿管软镜手术往往视野更清晰。

（2）根据尿路改道或正位膀胱等不同术式选择对侧侧卧位或斜仰截石位。

（3）尿流改道后上尿路结石往往为继发性,需要同时处理可能存在的狭窄。

（4）碎石力求取尽,可将顺行与逆行结合。

第十节　儿童肾结石

与成人相比较,儿童泌尿系结石的发病率并不常见,相当于成人发病率的 1/50 或 1/70。儿童泌尿系结石的发病因素很多,包括代谢紊乱、基因缺陷、地理环境和社会经济情况以及药物治疗等情况。儿童肾结石的好发年龄在 8～10 岁。男女性别之比约为 1.5：1,比成人男女性别之比 3：1 要低。尽管儿童结石的发病率明显低于成人,但儿童结石治疗的难度很大。因为儿童尤其是幼儿输尿管管径很小,常规用在成人的介入性手段,如输尿管镜、经皮肾镜,不能在儿童身上应用。儿童结石的风险周期比成人的长,结石复发的可能性也比成人高,儿童结石的复发率 >65%,远高于成人(50%),特别是尿酸结石(>90%)与胱氨酸结石(100%)。

儿童尿路结石和成人尿路结石的临床表现和治疗手段不一样。儿童的症状可以是多种多样的,可以表现为腹痛或血尿,也可以表现为非特异性症状,如恶心、呕吐。尽管超声波和 X 线平片在诊断和随访中起到很重要的作用,但对有结石病史,因急诊就诊的患儿来说,螺旋 CT 的诊断价值更大。此外,针对儿童结石患者的已认识的因素以及高复发的原因,应予以先期处理,而且结石患儿都必须给予代谢的评估。儿童结石的发病率正在上升,而且越来越低龄化,具有高复发性。儿童泌尿系发育未成熟,腔道细小,手术风险大。与经皮肾镜、SWL 及开放手术相比,输尿管软镜治疗儿童结石具有微创、安全、有效的优点,并且可多次重复操作、手术并发症少,对肾脏功能和肾发育的影响小,逐渐成为治疗儿童上尿路结石的最佳选择。

一、典型病例

3 岁女童,左肾结石,体重 15 kg,身高 95 cm,结石负荷 1.7 cm,结石 CT 值约 1 500(图 12-61 至图 12-63)。

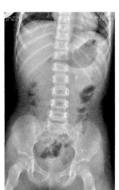
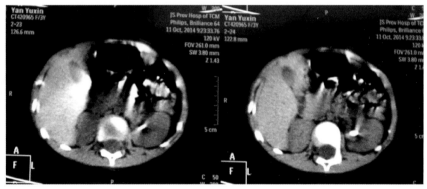

图 12-61　术前患儿的腹部平片与 CT 片

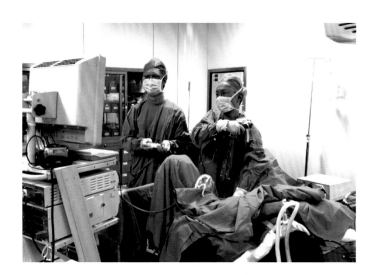

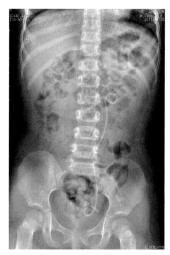

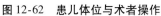

图 12-62　患儿体位与术者操作　　　　　图 12-63　术后患儿的腹部平片

二、输尿管软镜技术要点

（1）输尿管管口纤细，双导丝有助于进镜。

（2）UAS：F9.5/11.5；选择纤细的纤维镜；手术时间控制在 1 h 内。

（3）儿童输尿管"3 个狭窄、2 个膨大"的解剖特征较成人更为明显。

（4）2 周左右的双 J 管留置期，结石负荷精确评估（体积、积累直径、硬度）。

（5）儿童上尿路结石均需行相关代谢评估。

第十三章 输尿管软镜手术
并发症的预防与处理

输尿管软镜技术已经成熟地广泛应用于上尿路疾病,包括狭窄、结石及肿瘤等疾病的诊断及治疗中。随着手术者临床操作经验的积累及内镜设备的不断改良,输尿管软镜手术日益普及。已有文献报道,对新技术的操作应用及并发症的认识不足会导致手术失败,甚至导致严重并发症的产生。因此,如何诊断、预防及处理手术并发症,是输尿管软镜围手术期急需解决的关键问题。

因输尿管软镜手术术前常先行输尿管硬镜检查,并发症发生率亦与硬镜相关。输尿管软镜手术的常见并发症主要包括输尿管损伤、狭窄及反流、感染等。其手术并发症的发生与手术者的技术熟练程度、患者本身是否有高危因素相关,其总体的发生率为2%~8%。其发生多与手术前同时使用输尿管硬镜有关。已有流行病学研究发现,单纯输尿管软镜手术的并发症的发生率低于1%。输尿管软镜手术绝大多数并发症都是较轻微的,通常只要采用非手术治疗方法就能取得好的治疗效果,严重并发症则需要手术治疗。因此,重视围手术期的并发症,对提高手术成功率及保证临床医疗安全有着重要的作用。

第一节 术中并发症探讨

输尿管软镜手术的术中并发症的发生多与术者手术操作技术熟练程度直接相关。

一、输尿管损伤

输尿管损伤主要包括输尿管黏膜损伤、黏膜下假道、输尿管穿孔、输尿管黏膜撕脱及输尿管断裂等,这些并发症在输尿管软镜手术中最为常见。输尿管黏膜损伤、黏膜下假道及穿孔常由导丝、导管及输尿管通道鞘损伤输尿管所致;而黏膜撕脱、输尿管断裂等重度损伤常由手术者经验不足或动作粗暴所致,常见的原因有遇到阻力时强行进镜、视野不清时盲目进镜、套石篮拉伤等。

(一) 穿孔

随着输尿管软镜的广泛应用,输尿管穿孔的发生率越来越低,但临床上仍有发生,而且是手术的主要急性并发症。术中见到管腔外淡黄色脂肪和灰白色网样疏松组织,通常提示穿孔。其发生常见原因有:① 输尿管迂曲、成角、梗阻扩张致管壁变薄等解剖病理因素;

② 手术视野不清晰,术者操作粗暴及强行进镜;③ 术者手术器械操作不当,直接对输尿管造成损伤,如钬激光直接接触输尿管管壁。

输尿管手术所致穿孔多数孔径较小,多为输尿管导管、激光光纤穿透管壁所致。如及时发现并退回器械,术后留置双J管,保证引流通畅,则术后恢复良好。但当穿孔较大、尿外渗严重,或无法放置双J管时,则须立即中转开放手术。

因此,为减少穿孔的发生,手术者应熟悉输尿管的解剖及相关病理学特点,手术操作仔细轻柔,直视下操作,忌不见管腔盲目操作,避免炎症水肿期手术。如果见到脂肪组织及冲洗液进出不通畅,应警惕穿孔的可能。

（二）输尿管黏膜损伤及黏膜下假道

输尿管黏膜损伤是输尿管镜手术过程中最常见的并发症。任何经过输尿管的器械均可造成黏膜层的损伤。黏膜下假道则指输尿管黏膜层损伤后与黏膜下层之间形成的隧道样结构,并未穿透输尿管壁致输尿管穿孔。其发生原因与前述穿孔大致相同,如不及时处理,同样会造成输尿管穿孔或断裂,从而加重原损伤。

输尿管黏膜损伤多属于轻度损伤,术中及时发现、术后留置支架管保证引流通畅即可,一般无特殊处理。如术中发现黏膜下假道形成,则应立即退回导丝、导管、硬镜或 UAS,重新找回输尿管正常解剖管道,术后留置支架管4~6周,保证引流通畅。

（三）输尿管黏膜撕脱及袖状剥脱

输尿管黏膜撕脱及袖状剥脱虽然在临床上不常见,但一旦发生,后果十分严重。该并发症是输尿管镜手术的的严重并发症之一。其发生率为0~0.5%。其发生常见于:① 结石直径大于输尿管直径,用取石篮取石操作过于粗暴。② 手术遇出血等情况致视野不清,退手术器械时阻力过大、盲目退出所致。

输尿管上1/3段由于黏膜层细胞较少以及肌层相对薄,所以发生黏膜撕脱及袖状剥脱的机会较大。术中常因取石时发现有输尿管附着或输尿管镜检查时发现。一旦发现输尿管撕脱及袖状剥脱,立即手术修补处理。根据输尿管损伤的部位、失去活力的输尿管长度、患者围手术期的高危因素等,选择不同的手术方式重建上尿路,包括输尿管膀胱吻合术、输尿管吻合术、回肠代输尿管术、自体肾移植、肾造瘘等。故在临床上,对输尿管黏膜撕脱及袖状剥脱应重在预防,重视围手术期准备。如遇较大直径结石且位置较为固定,手术尽量选用碎石术。若手术发现黏膜有明显损伤,应考虑放置支架。在退出手术器械遇阻力过大时,切忌强行暴力拉出,可考虑解痉、镇痛、注入石蜡油等措施,并缓慢轻柔退镜。

（四）输尿管断裂

输尿管断裂是输尿管镜手术的严重并发症。目前随着术者手术经验的积累及设备的改良,其在输尿管软镜手术操作中的发生率逐渐下降,临床上罕有发生。其发生多与操作过于粗暴,手术致输尿管黏膜损伤较为严重有关。在手术操作中如遇到退镜非常困难,后阻力突然减轻时,要警惕输尿管断裂可能,严重时可发现断裂的输尿管被拉至膀胱,甚至尿道内。一旦发生断裂,立即中止输尿管软镜操作,改开放或腹腔镜手术修补。根据断裂输尿管的血运、部位、患者是否合并手术高危因素,选择不同的手术方式进行修补。因此,该并发症同样重在预防,警惕粗暴操作所致输尿管断裂的可能。

二、肾脏及膀胱损伤

随着输尿管软镜技术的不断发展,术者手术技能的不断提高及设备的改良,该并发症在输尿管软镜手术中目前罕有发生。多与术中灌注压过高、肾脏本身由于长期梗阻致发生病理改变、膀胱内灌注液过多、手术操作时间长等因素相关。一旦发生,多中止手术,行相应的修补手术处理。而肾脏损伤致破裂时,患者易发生出血性休克,危及生命。因此对于术者,该并发症值得重视及预防。

输尿管通道鞘置入时尖端可以损伤肾集合系统,置镜后未手术即见集合系统内出血,视野不清,有时须终止手术。输尿管软镜术并非必需放置通道鞘,但通道鞘使软镜进入输尿管变得方便,增加手术的成功率,减少镜体反复进出输尿管可能造成的黏膜损伤,减小术中旋转镜体时的轴线阻力,并可减小术中镜体在膀胱过度弯曲损伤软镜的可能性。最重要的是通道鞘的使用可方便灌注液的流出,从而便于术中持续灌注,保持视野清晰,缩短手术时间,降低肾内压,减少感染等并发症的发生率。通道鞘置入体内的长短应根据患者身高做大致评判,无法像经皮肾时量比着刻度进行扩张,通道鞘进入输尿管后,留置体外长度为 10 ~ 15 cm 时放松鞘芯,推送鞘再进 5 cm,可免损伤肾脏、造成大出血。如置入输尿管内较短,则在置入软镜后再推进此鞘套。

三、尿道损伤

输尿管软镜手术必然经过尿道,任何经过尿道的器械均可造成尿道损伤。尿道损伤多为轻微并发症,主要与手术器械的直径大小及术者是否轻柔操作相关。尿道轻度损伤常可自愈,输尿管镜手术术毕一般常规留置导尿管,无须特殊处理。如损伤较为严重,则延长留置时间,避免尿道狭窄的发生。

四、出血

出血为输尿管软镜手术的最常见并发症之一。其临床表现较为轻微,常表现为轻度的血尿。其发生的常见原因主要包括输尿管导管、导丝、通道鞘、内镜进入输尿管口时造成的损伤,嵌顿性结石、炎症等因素所致输尿管病理性改变,输尿管狭窄处进镜粗暴、术中激光、手术器械直接损伤输尿管管壁等所致损伤。轻度出血对手术操作一般无影响,且其术后常能自愈,无须特殊处理。如遇出血较多或活动性出血,可采用电凝及激光灯止血。如严重影响手术操作,则可以先置入支架管,应用止血药物对症治疗,待二期进行碎石取石治疗。如遇个别持续出血有发生休克可能,且经常规处理无效的患者,则需要采取血管栓塞或相关复杂手术予以处理。

五、尿外渗

输尿管软镜手术中如造成输尿管黏膜撕脱、输尿管穿孔、输尿管断裂等严重损伤,可造成不同程度的尿外渗。输尿管损伤较轻时,尿外渗症状不明显。一般在出现断裂等严重并发症时,则会因大量外渗而出现明显的外渗症状。该并发症一旦发生,可能会造成感染、输尿管狭窄及闭塞等更加严重的并发症。因此,手术操作中应尽量减少输尿管的损伤。术中一旦发现输尿管损伤、患者出现腰腹部不适甚至包块等情况,要警惕发生尿外渗并发症的可能。损伤较轻时,一般留置输尿管支架管即可,术后常能自愈。输尿管损伤严重时,则应采取相应的手术术式进行修补。

六、输尿管支架管的放置错误、内缩、断裂等

该并发症的发生多与手术视野不清晰、支架管造成黏膜损伤形成假道、支架管头尾端放置位置的错误、支架管选择型号不当、支架管老化等因素相关。其发生率随着输尿管硬镜、软镜的广泛应用及支架管的材质改良等越来越低。患者如出现引流不通畅的临床表现,术后通过复查 KUB 平片一般可发现该并发症。如发现该并发症,可先尝试直视下输尿管硬镜取出。若取出困难,则手术切开输尿管取出支架管并重新置入正确的位置。预防的关键在于术中辨认肾盂、输尿管的解剖,可在导丝引导下置入支架管,必要时进行 X 线监测。

七、软镜器械本身的损耗故障

鉴于输尿管软镜目前不同于硬镜的设计,多次使用更易造成器械的损耗,偶尔还会出现相应的故障,如软镜纤维弯曲的失灵、软镜主体的损伤、光导纤维的损耗。如遇器械被折断,则可尝试输尿管硬镜取出。如取出困难,则手术切开输尿管。该并发症较为少见。术前的故障检查,术中、术后注意维修保养对减少术中发生器械损耗故障非常重要。而有条件的临床科室可以备用一套器械,以应对手术过程中意外故障的发生。

第二节 术后早期并发症探讨

一、发热和感染

输尿管软镜手术操作后可引起患者发热及感染,这是术后较常见的并发症。如感染严重,未及时处理,则有可能引起脓毒性血症及感染性休克的发生。发生该并发症的常见原因有:① 患者术前已经发生感染,症状轻而未及时发现;② 术中输尿管发生损伤,严重至穿孔、尿外渗等;③ 术中灌注压过高,引起尿液、冲洗液的反流;④ 未严格遵守无菌操作及器械的严格消毒造成医源性感染。⑤ 术后支架位置放置错误等导致引流不通畅,造成尿路梗阻;⑥ 患者术前合并吸烟、肥胖、糖尿病等感染的高危因素,围手术期未予合理控制。

如考虑患者感染可能,应及时行尿培养,并根据经验使用广谱抗生素治疗。待培养结果及药敏试验结果出来后调整抗生素的使用,继续抗感染治疗。该并发症的预防:术前常规做尿液细菌培养,以及时发现感染;注意无菌操作和手术器械的严格消毒;术后留置支架管,以保证引流通畅等。

二、疼痛

输尿管软镜手术操作时间通常比硬镜操作时间长,因而发生腰、腹痛的机会较大。其发生的常见原因包括:① 手术时间长,术中灌注压力过大致集合系统扩张、反流等;② 双 J 管放置位置错误、断裂、移位等导致引流不通畅;③ 术后输尿管水肿、血块、残余结石而致输尿管梗阻、痉挛。目前输尿管软镜手术术后多常规留置双 J 管,以解除梗阻,利于残余结石排

出,通畅引流,从而减轻腰痛的发生。同时,有研究发现,支架的置入也可引起疼痛,因而术后常规放置支架目前是有争议的。大多数患者的疼痛是自限性的,予解痉、止痛等对症处理后多可自行缓解。

三、暂时性膀胱输尿管反流

目前输尿管软镜手术多术后放置双 J 管,但置入的支架管如发生移位、位置错误、断裂等,会增加尿液反流的发生机会。同样,输尿管软镜操作中使用鞘扩张输尿管口也易发生术后早期反流。早期反流并发症发生率较低,临床症状不明显。如发现,则应检查双 J 管是否放置在合理的位置,保证引流通畅。术后应尽早拔出双 J 管,以减少反流的发生风险。

第三节　术后晚期并发症探讨

一、输尿管狭窄、闭塞

输尿管狭窄、闭塞是输尿管软镜手术的严重并发症。早期输尿管镜手术后其发生率较高,随着较细输尿管镜的使用、术后支架的置入、输尿管保护鞘的使用、输尿管损伤发生率的下降,该并发症的发生率较早期有所下降。综合文献报道,输尿管软镜手术后并发输尿管狭窄、闭塞的发生率为 0 ~ 3.3%,其发生可在手术后数月至数年。其常见发生原因有:① 输尿管黏膜损伤、黏膜下假道及穿孔所致狭窄;② 嵌顿性结石、结石肉芽肿、输尿管息肉等病理因素所致狭窄;③ 碎石器械,如钬激光对输尿管的直接损伤引起的疤痕狭窄。

在治疗上,如输尿管轻度狭窄,可行狭窄段内切开或气囊扩张;如为重度狭窄甚至闭塞,则多行狭窄段切除,并根据切除部位的不同,选择合适的手术方式进行上尿路重建。该并发症的预防:术中尽量避免损伤输尿管;如发现输尿管有损伤,术后应放置双 J 管引流,以减少狭窄形成,并术后密切随访。

二、持续性膀胱输尿管反流

该晚期并发症的发生多与手术损伤输尿管膀胱内壁段肌层,从而引起抗反流结构功能丧失有关。该并发症重在预防,切忌在通过输尿管口时粗暴操作及术中碎石器械的直接损伤。治疗上对轻度反流可行黏膜下胶原蛋白注射术,对重度反流则考虑输尿管膀胱再植术重建尿路。

目前采用输尿管镜手术治疗输尿管结石的成功率已经超过 90%。虽仍有严重并发症的发生,但大部分并发症是可以预防的。严格控制手术适应证,术前充分评估患者的病情,初学者接受规范的训练,不断提高手术经验,避免粗暴操作,充分认识并发症的处理原则,对于预防并减少并发症的发生极为重要。随着输尿管软镜技术的广泛应用,预防并减少并发症的发生,已是围手术期急需解决的关键问题,这也利于输尿管软镜技术的进一步推广。

附:输尿管镜手术并发症采用 Satava 分类系统分类表

Categorization of intraoperative ureteroscopy complications
using Satava classification system

一级并发症(无明显后果的事件)

　　轻微输尿管、膀胱、尿道黏膜损伤或撕裂

　　轻微出血

　　器械故障或损坏

　　近端结石移位,需要随诊观察

二级并发症(需要腔镜手术处理的事件)

　　　　二级 1 型并发症(需要术中腔镜手术处理的事件)

　　近端结石移位,需要置入支架管,冲击波碎石可能

　　近端结石移位,需要同期行软镜或经皮肾镜碎石

　　结石移位至输尿管外,需要置入支架管

　　无法到达结石位置,需要置入支架管,冲击波碎石可能

　　　　二级 2 型并发症(需要二期腔镜手术处理的事件)

　　近端结石移位,需要二期行软镜或经皮肾镜碎石

　　无法进入输尿管内或到达结石位置,需要行二期输尿管镜手术

　　输尿管黏膜损伤(如假道或热损伤),需要行二期输尿管镜手术

　　严重出血,需要中止手术并行二期输尿管镜手术

三级并发症(需要开放或腹腔镜手术处理的事件)

　　严重出血,需要中止手术

　　无法进入输尿管内或到达结石位置,需要转为开放手术

　　输尿管穿孔

　　输尿管套叠

　　输尿管撕裂

第十四章　输尿管软镜手术的围手术期护理

对于外科患者来说,精湛的手术是治疗成功的重要因素。而正确的围手术期处理则是保障患者安全和取得良好手术效果的先决条件。输尿管软镜术也不例外,有全面的术前评估、充分的术前准备和适当的术后处理,才能降低手术风险,达到满意的手术效果。

第一节　术前准备

一、术前检查

（一）术前需完善三大常规、肝肾功能、凝血功能、心电图、全胸片等常规检查,老年患者以及有心、肺基础疾病的患者必要时须评估心肺功能

（二）尿液检查

尿液常规检查中的白细胞计数、白细胞酯酶、亚硝酸盐等指标异常往往提示泌尿系感染,术前需抗感染治疗。尿 pH 值对于术前结石成分的预判也有帮助,对于半透光结石,若尿白细胞增高且尿 pH 值 >7.5,感染性结石可能性大,而尿 pH 值 <5.5,多为尿酸结石或以尿酸为主的混合结石。对于所有接受外科治疗的尿路结石患者,术前均需行尿培养 + 药敏实验。尿培养阳性者根据药敏结果给予抗感染治疗。尿液中培养出解脲酶阳性细菌,需警惕感染性结石可能。

（三）影像学检查

1. 腹部平片（KUB）

KUB 可以发现 90% 左右的 X 线阳性结石,可以提供结石的位置、数量、大小、形态等信息。根据 X 线特征,可以初步判断结石的化学成分。不透光结石有草酸钙结石、磷酸钙结石,半透光结石有胱氨酸结石、磷酸镁铵结石,X 线阴性结石有尿酸结石、黄嘌呤结石等。此外,X 线还可以发现一部分异位肾、马蹄肾等尿路畸形以及脊柱畸形等异常情况,有助于手术方式的选择。

2. 静脉尿路造影（IVU）/CT 泌尿系造影（CTU）

静脉尿路造影能够观察上尿路解剖情况,例如肾脏有无积水以及积水的程度,上尿路梗阻情况,结石的具体位置,肾、肾盂、输尿管有无畸形,肾盏的形态、肾盂漏斗夹角（IPA）等,还能够发现 KUB 难以发现的 X 线阴性结石、上尿路肿瘤以及输尿管狭窄。相对于静脉尿路造影,CT 泌尿系造影 + 三维重建（CTU）能够更加准确的判断肾盂肾盏形态,能够发现垂直肾盏、交叉肾盏（见图 6-12）等手术不利因素,对于肾盂下盏漏斗夹角的判断更

加接近于真实情况(见图6-14),还能够更加精确的判定结石所在位置。若IVU/CTU发现肾盂积水明显、肾盏下盏漏斗夹角<35°、结石位于垂直肾盏等情况,往往提示手术难度高,结石残余可能性大。

与KUB相比,CT检查分辨率更高,所有成分的结石在CT上均表现为高密度影,CT平扫能够发现小至1mm的泌尿系结石。有研究报道多层螺旋CT对于泌尿系结石的敏感性、特异性接近100%。不同成分的结石具有不同的X线密度,可以通过CT值对结石成分做出粗略估计。CT可以评估肾积水程度、肾实质厚度、有无肾脏萎缩,可发现马蹄肾、异位肾等肾脏畸形,CT扫描可以发现大部分上尿路肿瘤。而且,螺旋CT能够进行二维或者三维重建,从而对结石位置、形态、大小及肾脏、肾盂、输尿管的解剖提供更多信息。

(四)代谢评估

外科手术只是结石治疗的一部分,不能忽视保守和药物治疗在结石防治中的作用。对于复发性结石、双侧上尿路结石、有结石家族史、有肠道疾病病史、痛风病史、孤立肾、先天畸形、身体虚弱或肾功能不全的结石病患者,需进行代谢评估。根据代谢评估结果,判断结石成因,指导饮食,服用相关的药物,对于预防结石复发具有重要意义。目前结石病患者多进行简化的代谢评估,除病史以及上述的肾功能、血清尿酸、尿常规以及相应的影像学检查外,还需检查甲状旁腺激素、尿胱氨酸定性、24小时尿液生化,有结石标本时行结石成分分析。目前24小时尿液生化检查一般包括尿量、尿钠、尿钾、尿钙、尿磷、尿草酸、尿枸橼酸、尿尿酸、尿pH,并测定尿肌酐作为内部对照,有条件时检测尿镁(表14-1)。

表14-1 24小时尿液分析评估内容及正常值

项 目		参 考 范 围	仪器/设备、型号
		男	女	
血清检查	钠	136.0~146.0 mmol/L	136.0~146.0 mmol/L	
	钾	3.50~5.10 mmol/L	3.50~5.10 mmol/L	
	镁	0.70~1.05 mmol/L	0.70~1.05 mmol/L	
	氯	97.0~108.0 mmol/L	97.0~108.0 mmol/L	Olympus au2700全自动生化分析仪 可视吸光光度法
	钙	2.10~2.75 mmol/L	2.10~2.75 mmol/L	
	磷	0.87~1.45 mmol/L	0.87~1.45 mmol/L	
	碳酸氢盐	22.0~29.0 mmol/L	22.0~29.0 mmol/L	
	尿酸	200~420 umol/L	140.0~4340.0 umol/L	
	肌酐	44.0~110.0 umol/L	44.0~110.0 umol/L	
	甲状旁腺素	12.0~88.0 pg/ml		Beckman DXI800全自动微粒子化学发光仪 化学发光免疫法

项 目		参 考 范 围		仪器/设备、型号
		男	女	
尿常规	红细胞计数	0～12 / ul	0～24 / ul	Combi500 尿液分析仪（IQ200 尿有形成分析系统）
	白细胞计数	0～12 / ul	0～26 / ul	试带法
	中段尿培养	无细菌生长		Vitek-2 Compact 全自动微生物分析系统
24小时尿定量分析	钠	130～260 mmol/24h		Olympus au2700 全自动生化分析仪 可视吸光光度法
	钙	2.5～8.0 mmol/24h		
	磷	22～48 mmol/24h		
	尿酸	2.4～1.9 mmol/24h		
	肌酐	7～18 mmol/24h		
	钾	25～100 mmol/24h		
	草酸	<45 mg/24h		离子色谱仪（883 型）
	枸橼酸	>320 mg/24h		
	尿液 PH 值	/		实验室 PH 计（FE20）
	结石成分分析	/		结石红外光谱自动分析系统

二、患者的生理和心理准备

（一）抗生素的使用

输尿管软镜手术时，为保持良好的视野，术中需持续灌注，而术中灌注可以导致肾盂内高压，加上手术损伤导致血管开放，导致尿液中的细菌及毒素吸收入血，容易引起全身性的感染及尿脓毒症，严重者可导致死亡。所以感染的防治是输尿管软镜手术围手术期处理的重要一环。对于术前有明显尿路感染、菌尿的患者，术前需根据细菌培养及药敏实验结果选择敏感抗生素充分抗感染治疗，待感染得到控制后再施行手术。对于结石梗阻导致肾积脓的患者，应放置双 J 管或行肾穿刺造瘘引流，配合抗生素治疗。

应当于术前 30～60 分钟静脉使用敏感抗生素，使手术过程中血液中及局部组织中有足够的药物浓度杀灭入侵的细菌。术前尿培养阴性患者，可选用喹诺酮类、头孢菌素类或青霉素类药物。术后维持抗生素治疗至少 48～72 小时。若术中发现肾盂积脓，应留置双 J 管，尽快结束手术，二期手术碎石。

（二）术前双 J 管的放置和输尿管被动扩张

输尿管软镜手术时，往往需要放置外径为 12F～14F 的输尿管镜输送鞘，以方便软镜的进入输尿管肾盂、建立灌注液回流通道、降低肾盂内压力。研究发现，术前留置双 J 管可提高输尿管镜输送鞘放置成功率。对于大部分患者，我们选择术前一周放置双 J 管被动扩张输尿管（见第九章）。若患者结石负荷小、手术时间短,有手术侧有多次排石史,或仅行输尿管软镜检查,可略过输尿管被动扩张过程,而直接在手术中以输尿管镜输送鞘主动扩张输尿管,或不放置输尿管镜输送鞘,斑马导丝引导下直接进镜手术。

（三）术前心理准备

上尿路结石的外科治疗方法有体外冲击波碎石、经皮肾镜碎石取石、输尿管软镜碎石等,这些方法各有其优缺点,需结合患者的结石大小、位置、数目、梗阻及肾积水程度、总肾功能及对侧肾功能情况、有无解剖变异或畸形、患者身体情况、既往手术史等综合判断。还需要和患者充分沟通,让患者了解各种治疗方法的优缺点,尊重患者的意愿。输尿管软镜碎石术具有创伤小,相对经皮肾镜风险低、并发症少,对肾功能影响小,术后恢复快等优点,但依然有其风险与局限。输尿管软镜术是经自然通道的手术,手术成功需合适的输尿管条件,术前往往需要放置双 J 管 1～2 周,如输尿管存在严重的狭窄或扭曲,即使放置双 J 管被动扩张,仍有难以实施手术可能。

如结石负荷过大,需与患者讨论可行的手术方式,可选择经皮肾镜手术或输尿管软镜手术,与患者讨论二次甚至更多次手术可能。输尿管软镜可到达 90% 以上的肾盂肾盏部位,然而仍可能有部分肾盏软镜不能到达,不能处理此处的结石或其他病变。输尿管软镜碎石后,部分甚至大部结石碎片术后需依赖机体自行排出。术后留置双 J 管有疼痛、尿路刺激症状、血尿可能。术前需就患者的诊断、可选的治疗方式、施行手术的必要性、手术的预期效果、手术风险与可能并发症、术后恢复过程以及治疗费用等问题与患者充分沟通,使患者对病情、对手术与术后恢复过程有足够的了解,对手术的效果有合理的预期,以积极的心态接受手术与术后治疗。良好的术前沟通,可以减轻患者的恐惧和焦虑情绪,增加医生和患者的相互信任,使患者依从性更加良好,配合各种医疗护理活动,从而带来更好的预后。

第二节　手术室内的护理配合

一、用物及环境准备

（一）物品准备

（1）一般物品准备:泌尿外科腔镜手术包 1 个。气囊导尿管、一次性引流袋、3M 保护套各 1 只。无菌生理盐水、造影剂、膀胱冲洗液（3 000 ml/袋,生理盐水）若干。无菌石蜡油 20～30 ml。

（2）特殊物品器械准备:电子输尿管软镜,输尿管硬镜,鞘管扩张器（12F～14F）,3F～4F 输尿管导管,斑马导丝,5F 双 J 管 1 根。

（3）仪器设备准备:钬激光碎石机,365～200 μm 激光光纤,监视器、摄像系统及配套光源,腔内灌注泵及配套管路。内镜及光纤采用环氧乙烷低温灭菌,其他物品高压蒸汽灭菌。

（4）其他物品准备:C 臂机、X 线观片灯、截石位脚腿架一对、体位垫数个以及防压疮敷贴一张。

（二）手术间准备：钬激光内的高频高压装置要求

（1）放置在备有 380 V 电压插座的手术间。

（2）手术间空气洁净度 10 000 级,相对湿度 40% ~60% ,温度 10℃ ~25℃ 。

二、术中护理配合

（1）患者入室由巡回护士、手术医生、麻醉医生共同核对患者基本信息(如腕带、手术部位、麻醉方式、术前用药等)无误后,常规测量无创血压、心电图、脉氧,建立静脉通道,协助麻醉医生施行麻醉。

（2）采用硬腰联合麻醉或全身麻醉,麻醉成功后摆放体位,取膀胱截石位。截石位时,两腿分开达 90° ~100° 为宜,角度不可过大,以免拉伤肌肉;腘窝部垫以大小合适的凝胶垫或棉垫,以免损伤腘窝血管和腓总神经;用约束带将小腿固定于腿架上避免滑脱。开始进镜时将床调成头低足高位,以利于进镜。双下肢尽量下垂,使输尿管外口与尿道外口处在同一条水平线上。骶尾部贴以防压疮敷贴,防止压疮。截石位安置妥当后,常规消毒铺巾,注意保暖。

（3）合理安排各仪器的位置,理顺线路。连接摄像头、冷光源光纤、液压灌注泵水管。根据术者操作的需要关闭照明设备,调节摄像系统的明亮度。密切观察手术进程,根据具体情况调整液压灌注泵压力及流速;提前预热钬激光碎石机。

（4）密切观察手术进程,及时调整各种参数。术中协助麻醉医师及术者严密观察患者生命体征变化,出现异常迅速报告麻醉医师及术者及时处理。① 灌注泵流量及压力调节:液压灌注泵的流量和压力是保证视野清晰、冲走碎石及带走激光热量的关键。巡回护士通过显示屏密切观察手术进展情况,根据手术要求调整灌注量及水流速度:一般压力为 80 ~ 100 mmHg,流量 100 ~200 ml/ min。通常在输尿管镜进入输尿管口及壁间段输尿管时灌注压和流速可稍大;输尿管镜通过壁间段输尿管后立即下调灌注压;如有输尿管狭窄或扭曲可适当增加灌注压以利进镜;当因碎石粉末造成视野不清时,可以增加灌注流量而不增加灌注压力,既能冲走碎石,又可防止结石移位。及时更换灌注液,防止空气进入而影响视野。② 钬激光参数调节:钬激光仪需预热 10 min 后,开始调节参数:碎石选择窄脉冲,一般能量为 0.8 ~1.0 J,频率为 8 ~10 Hz。

第三节　术后处理及护理

输尿管软镜手术是微创手术,如手术顺利、术后无并发症,鼓励患者早下床活动,早进食,促进患者快速康复。

（一）生命体征的监测

术后应协助患者去枕平卧 6 小时,并将头偏向一侧,密切监测患者的生命体征,如患者出现高热、患侧腰痛、烦躁不安、恶心呕吐,警惕术后感染性休克的发生;若患者血压降低、心率增快,应注意是否有出血;由于手术过程中需要大量的生理盐水进行冲洗,容易发生稀释性低钠血症,应密切观察血氧饱和度及精神状态,同时术中大量冲洗液持续冲洗可导致术后寒战、低体温等症状的发生,需密切注意体温的变化,同时应备好常用的抢救药品,包括多巴胺、10%氯化钠、地塞米松、速尿等,及时将异常情况汇报医生,及时处理病情。

（二）出血的观察及护理

术后出现淡红色血尿属常见现象,是由于进镜和碎石过程中对周围组织的轻微损伤而致,出现鲜红色血尿属异常现象。术后要密切观察尿量及颜色,并做好记录,避免自身用力翻身,一般血尿可自行消失。对于少数血尿严重患者,立即报告医师,同时用注射器抽吸或生理盐水反复冲洗导尿管,以保持引流通畅。

（三）各管道的护理

1. 导尿管的护理

妥善固定尿管,防止滑脱,高度不可超过耻骨联合水平,防止发生逆行感染;翻身及运动时,注意避免尿管的托、拉、拽;保持尿道口清洁,对于肾功能正常及不需要限制入量的病人,鼓励多饮水,发挥尿液自我清洁作用。保持引流通畅:保持尿管通畅,减轻膀胱的压力,减少膀胱内尿液反流肾盂机会。密切观察引流液色、质、量,若引流鲜红色尿液说明存在出血,应及时通知医生,并做好病人生命征的观察,必要时予以更换为三腔尿管行膀胱冲洗,同时做好排石的观察。在拔管前定期夹闭导尿管,以锻炼膀胱功能,拔管后嘱患者多饮水（2 000 mL/d 左右）,勤排尿,卧床时取头高斜坡卧位,以减轻输尿管内尿液反流。

2. 双 J 管的护理

术后常规放置双 J 管起内引流、支撑作用,防止输尿管粘连,一般于术后 3～4 周经膀胱镜取出,但同时引起患侧胀痛不适,护士应指导患者多饮水、不憋尿,以立位排尿为主,定时排空膀胱,预防便秘。避免用力咳嗽等腹压增大动作,不做剧烈弯腰和下蹲动作,避免双 J 管移位。

（四）饮食及康复指导

患者术后第一天即可开始进食少量流质饮食,如米汤、菜汤等,再过渡到半流饮食,如蒸蛋、再到软食、普食,以患者不感觉腹胀为宜,同时可适当补充蛋白质,促进伤口的愈合;多食粗纤维食物,避免便秘的发生。同时鼓励患者尽早下床活动,多饮水,促进排石。

（五）出院健康教育

告知患者放置双 J 管的注意事项。常规术后 4 周在膀胱镜下拔除输尿管双 J 管。带管期间,患者需多饮水,保持每日尿量 2 500 mL,以防止尿盐沉淀,预防尿路感染及减少结石生成的机会。避免憋尿,以免逆行感染引起肾脏炎症;避免腰部剧烈运动,避免上举及突然下蹲动作,以防双 J 管位置移位:如出现膀胱刺激征应警惕双 J 管脱落,应及时就诊;注意观察排尿情况,如轻度血尿应卧床休息且多饮水,如出现严重血尿时及时就诊。患者出院前,对于患者实施健康教育,提升患者病症知识理论,掌握简单的护理方法,以便能够有效地以减轻或消除症状,注意到医院复查同时预防复发。

总之,随着输尿管软镜和钬激光技术的发展,逆行输尿管软镜配合钬激光治疗肾结石和肾盏憩室结石及输尿管上段结石取得了良好的效果。行输尿管软镜下钬激光碎石术治疗在其围术期需要新的护理模式,且针对患者的具体情况制订计划并实施,可以对护理问题进行正确评估与改进。通过对手术患者采用优质护理服务,做好围术期护理,有助于提高手术治疗效果,减少术后并发症的发生和缩短患者平均住院时间。认真做好围术期的护理,对预防并发症、促进康复起着重要的作用。

此外,关于术后早期是否需要复查腹部平片目前无统一意见。输尿管软镜碎石术后往往有大量结石碎片堆积于肾脏,使残余结石的判断较为困难,故可将首次复查 KUB 时间推迟至拔除双 J 管之前。然而,术后早期复查 KUB 可观察双 J 管位置,并能够发现较大的残余结石,也有其临床意义。故术后早期是否复查 KUB 可根据情况灵活掌握。术后 3 ~ 4 周膀胱镜下拔除双 J 管。如患者发生严重血尿、难以耐受的腰痛等双 J 管相关症状,可提前拔除。如患者结石负荷大或双侧结石,需分期处理,则术后 3 ~ 4 周行二期手术治疗。

第四节　术后排石治疗

输尿管软镜手术一般将结石粉碎至 2 mm 以下,会产生大量结石碎片,难以在手术中完全取尽。随着手术操作技术的进步、熟练程度的增加以及钬激光光纤技术的进步,输尿管软镜碎石的结石大小限制逐步放宽,单次手术碎石体积增大,排石问题显得越来越重要。在伴有孤立肾、泌尿系统畸形以及输尿管狭窄等特殊患者中尤为突出。通过合理的生活方式的指导和治疗,能够加快或者帮助结石的排出。

一、一般指导

(1)多饮水,保持每天尿量 >2 000 ml。

(2)适当运动:鼓励患者适当运动,以促进结石排出。但体内有双 J 管的患者需避免剧烈运动,以防止血尿及双 J 管移位。

(3)口服药物治疗:输尿管平滑肌存在 a1-受体,下段输尿管表达量高于上段,a1-受体阻滞剂可以扩张输尿管,促进结石排出,缩短排石时间。

(4)中医中药:尿石症属于祖国医学中"砂淋"、"石淋"、"血淋"等范畴。尿石症的成因虽有内、外之分,但其基本病理变化为湿热蕴积于下焦,肾与膀胱气化不利。其病位在膀胱与肾。肾者主水,维持机体水液代谢。膀胱者州都之管,有贮尿与排尿功能。两者肺腑表里相关,经脉相互络属,共主水道,司决渎。当湿热蕴结于膀胱,或久病肺腑功能失调,均可引起肾与膀胱气化不利,而至石淋。多由肾虚和下焦湿热引起,病位在肾、膀胱和溺窍,肾虚为本,湿热为标。肾虚则膀胱气化不利,导致尿液生成与排泄失常,加之摄生不慎,感受湿热之邪,或饮食不节,嗜食辛辣肥甘醇酒之品,导致湿热内生,蕴结膀胱,煎熬尿液,结为砂石;湿热蕴结,气机不利,结石梗阻,不通则通;热伤血络,可引起血尿。

祖国医学把"石淋"的辨证论治归纳为湿热蕴结、气血淤滞、肾气不足三类。湿热蕴结证的证候要点为腰痛或小腹痛,或尿流突然中断,尿频,尿急,尿痛,小便混赤,或为血尿;口干欲饮;舌红,苔黄腻,脉弦数。治法以清热利湿,通淋排石为主,代表方药有三金排石汤加减。气血瘀滞证的证候要点为发病急骤,腰腹胀痛或绞痛,疼痛向外阴部放射,尿频尿急,尿黄或赤;舌暗红或有瘀斑;脉弦或弦数。治法以理气活血,通淋排石为主。方药为金铃子散合石韦散加减。肾气不足证的证候要点为结石日久,留滞不去,腰部胀痛,时发时止,遇劳加重,疲乏无力,尿少或频数不爽;或面部轻度浮肿舌淡苔薄,脉细无力。治法以补肾益气,通淋排石为主 。方药有济生肾气丸加减。可酌家黄芪、金钱草、海金沙、鸡内金、丹参、穿山甲等。

二、体位与物理排石

（一）体位排石

肾结石输尿管软镜碎石术后，大部分肾盂、上盏及中盏结石碎片可顺利排出，然而下盏结石往往排出较为困难，需辅助体位排石。可借助墙面、床、沙发等采取倒立、俯卧头低脚高或仰卧头低脚高位，以手轻轻叩打腰部，以帮助下盏结石进入肾盂，而后排出体外（图 14-1 至图 14-3）。欧洲一些医院较多使用一种简易倒置床（图 14-4）。

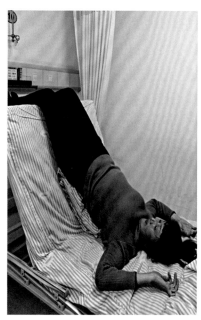
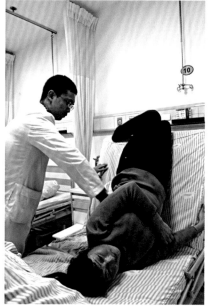

图 14-1　仰卧头低脚高位排石

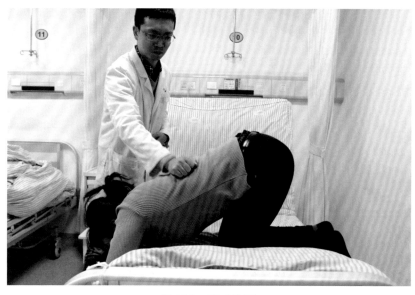

图 14-2　跪式排石

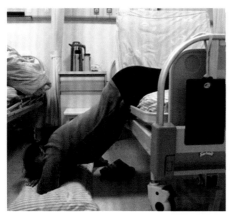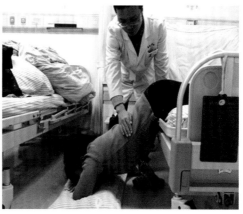

图 14-3　俯卧头低脚高位排石

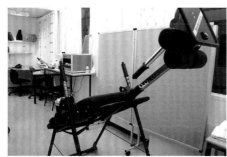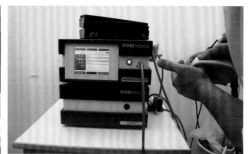

图 14-4　简易倒置床　　　　　图 14-5　早期的物理排石设备

（二）物理振动排石机

对于难以排出的结石碎片,可使用体外物理振动排石机辅助排石。早期的物理排石机见图 14-5。

1. 体外物理振动排石机(图 14-6)主要构成

（1）下置振动器:床体中部设置简谐振动激发器,产生人体舒适度范围内的水平谐波,传递振动加速度。

（2）上置振动器:产生人体舒适适度范围内的轴向简谐波;根据结石分布情况,将上置振动器放置到合适的位置及角度,通过定点、定向对结石进行激励,促进结石排出,达到排石目的。

（3）俯仰床体:根据结石的位置,可调节床体至有利于结石排出的体位,在上、下振动器的共同作用下,使结石沿生理管道顺利排出体外。

（4）超声影像定位系统。

2. 物理排石治疗

（1）基本操作:治疗前静脉注射速尿 20 mg,嘱患者大量饮水并进行憋尿,待有强烈尿意时,即可开始排石治疗。确定结石位置后,患者取仰卧位于排石床上,打开上、下置振动器于工作状态,首先以单频上置振动器给以患肾前区触压,然后取健侧卧位或俯卧位,应用双频上置振动器放置患侧后腰部(相当于肾区部位),然后以双频上置振动器触压,启动床体调节,可调节床体的倾斜角度为上下 35°～45°,每次倾斜程序设置为 1 min。首先通过体位调

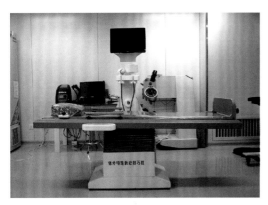

图 14-6　体外物理振动排石机

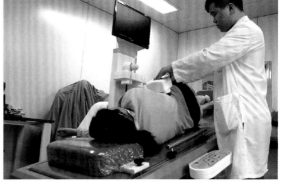

图 14-7　物理振动排石

节和上、下置振动器的协同作用,推动游离的结石进入肾盂,随后床体向下倾斜(倾斜角35°~45°),在上置振动器的直线振动下,驱使结石沿输尿管向下移行,如此反复操作,经过一个治疗周期(6~12 min),待病人憋尿已达极限时嘱排出尿液,并注意收集结石标本(图14-7)。

(2)肾结石的排石体位:大致可分为仰卧位,左、右侧俯卧位,头高脚低位,头低脚高位等五种体位。根据肾内不同部位的结石,在体外物理振动排石机上可随时调整到有利于排石的体位。

① 卧位:应用手持上置振动器于两肋部肾前区触压按摩,以促使肾内结石与肾黏膜及肾乳头分离,呈游离状态。

② 右肾结石的排石的体位:采取左侧俯卧位;左腿伸直,右腿屈曲。此时肾门向下,利于结石进入肾盂及输尿管,而后按照输尿管结石的体位进行排石。

③ 左肾结石的排石体位:与右肾结石相反,采用右侧卧位。

④ 肾上极结石的排石体位:采取头高脚低位及左右肾结石的不同体位,呈45°倾斜俯卧于体外物理振动排石机上;此时肾上盏漏斗呈上下垂直状态,利于结石进入漏斗及输尿管,而后按照输尿管结石的体位进行排石。

⑤ 肾下极结石的排石体位:采取头低脚高呈45°倾斜俯卧体位于体外物理振动排石机上,以利于结石从肾下盏排入肾盂,而后调整到头高脚低位,使肾盂内结石进入输尿管后,再按输尿管排石体位和方法进行排石治疗。

研究表明,体外物理振动排石机治疗增加了输尿管软镜术后结石碎片的排石率、缩短了排石时间,对肾下盏结石的排石与传统方法比较疗效尤为显著,且此治疗安全、无创。此外,应注意的是对于结石负荷较大的患者,术后早期体外物理排石机治疗可能导致短期内大量结石进入输尿管,形成石阶,导致输尿管梗阻、肾积水及腰痛。特别是孤立肾肾结石患者,结石堵塞输尿管可引起少尿及肾后性急性肾功能不全,部分患者需行输尿管镜手术处理石阶。因此对于结石负荷较大的患者,避免术后早期使用体外物理排石机治疗,待大部分结石缓慢排出后,针对难以排出的结石碎片(例如下盏结石),采用物理排石机治疗,提高结石清除率,减少排石时间。

第五节　输尿管软镜手术留置双 J 管问题

输尿管硬镜及输尿管软镜手术后,通常会留置双 J 管。双 J 管在术后可以起到预防结石碎片导致的上尿路梗阻,预防输尿管黏膜水肿导致的肾绞痛,减少输尿管或肾盂损伤后的尿外渗,防止术后输尿管狭窄等作用。此外,双 J 管被动扩张输尿管,有助于拔管后结石碎片的排出。然而,双 J 管可以带来疼痛、尿频、尿急、排尿困难、血尿、尿路感染、发热、双 J 管移位等不良反应。随机对照研究已经证实,并非所有输尿管镜手术后都需要留置双 J 管。一项纳入 16 个随机对照研究、1573 名患者的 Meta 分析发现,输尿管硬镜手术后不留置双 J 管是可行而安全的,不留置双 J 管可以减少排尿困难、尿频、血尿等术后不适,而在术后发热、尿路感染、镇痛药的使用、非计划的再次入院以及术后晚期并发症等方面与留置双 J 管并无显著差别。所以,在输尿管硬镜手术中,很多泌尿外科医生已改变术后常规放置双 J 管的做法,而仅仅在部分患者中放置双 J 管。

输尿管软镜手术与输尿管硬镜的情况则不完全相同。输尿管软镜手术往往需要使用输尿管镜输送鞘,有研究发现输尿管输送鞘可能导致输尿管缺血、急性输尿管损伤及术后狭窄。而且输尿管软镜碎石手术往往结石负荷较大,手术时间长,有许多结石碎片需要排出。这些因素导致不能将输尿管硬镜的经验照搬至输尿管软镜手术。目前关于输尿管软镜术后是否需要留置双 J 管的研究不多,且缺乏高质量的随机对照研究。已有的研究结果并不一致,有研究发现术后留置双 J 管可以显著减少手术后疼痛的发生率,而另一项研究则认为术后无须常规留置双 J 管。如果结石较小、手术时间短或仅仅行输尿管软镜检查,且输尿管条件比较好,手术过程中没有造成输尿管损伤,则不必留置双 J 管。但大部分患者术后仍需留置双 J 管。

第十五章　输尿管软镜的清洗灭菌与保养

　　规范软镜清洗、灭菌及保养流程,可以延长软镜使用寿命、降低输尿管软镜的使用成本。其主要内容包括输尿管软镜的清洗流程与方法、输尿管软镜的灭菌流程与设备及输尿管软镜的保养。

第一节　输尿管软镜的清洗流程与方法

一、测漏

　　输尿管软镜使用后,在打包前必须测漏。软镜每次使用后采用简易测漏技术可以极大地避免漏水大修的风险。

　　(1)检查测漏器:按下手压泵,确认测漏器从适配器排出空气(图15-1)。

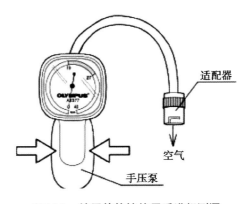

图 15-1　输尿管软镜使用后进行测漏

　　(2)测漏:在长×宽至少为70 cm×70 cm,并且能足够浸泡整个内镜的盆中倒入洁净水。漏水测试时,主要看输尿管软镜/内镜是否破损、漏水。放入水中测试,可以进一步判断哪个部位漏水。将适配器上的缝与内镜通气接口上的槽对齐,推入适配器,顺时针旋转到头,并确认压力释放旋钮已关闭(图15-2 至图15-6)。

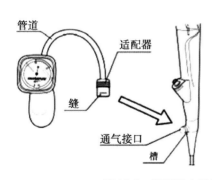 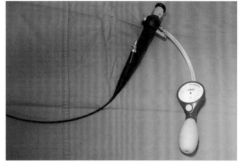

图 15-2　适配器上的缝与内镜通气接口上的槽对齐

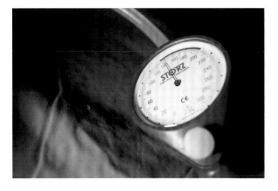 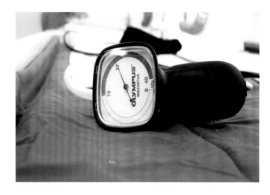

图 15-3　Storz 测漏计工作压力（蓝色区间内）　　图 15-4　Olympus 测漏计工作压力（绿色区间内）

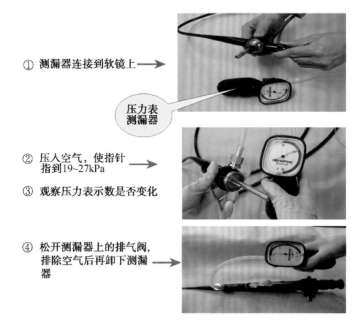

① 测漏器连接到软镜上

压力表
测漏器

② 压入空气，使指针指到19~27kPa

③ 观察压力表示数是否变化

④ 松开测漏器上的排气阀，排除空气后再卸下测漏器

图 15-5　输尿管软镜使用后进行测漏

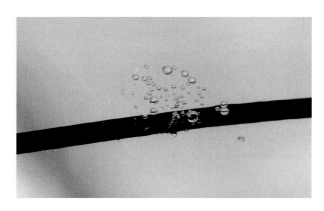

图 15-6　软镜在测漏时发现气漏现象

注意：如果指示针连续下落到 0 kPa，则说明内镜可能严重漏水，或测漏器损坏。应立即停止漏水测试。如果将内镜仍然浸泡在水中，在内镜内部没有压力的情况下，水会进入其内部，并且可能造成漏水以外的其他问题。

二、清洗

输尿管软镜手术后有多种污渍，须认真清洗。树立"最昂贵的成本，就是清洗失败"的理念。长期非有效的清洗容易使细菌附着在软镜管腔内壁，并生成生物膜结构来保护自己。生物膜的存在影响了灭菌剂的穿透力，从而导致灭菌失败。

（1）初步清洗（图 15-7）：软镜使用后立即用流动水清洗，用湿纱布擦去表面血液、黏液等残留物，并用 20 mL 注射器冲洗管腔。可拆卸部分必须拆至最小单位。

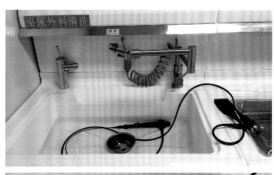

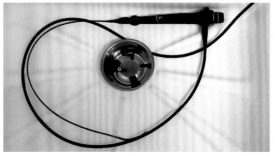

图 15-7　输尿管软镜的初步清洗

（2）酶液浸泡（图15-8）：初洗后的软镜置于沃尔夫全效型多酶洗液中（1∶270），浸泡3~5 min。且管腔内用注射器注满酶液。需注意的是，软镜不可用超声清洗。

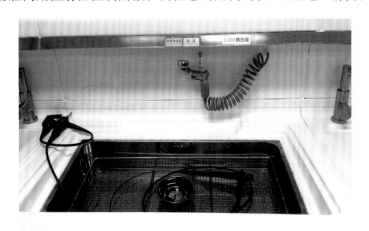

图15-8　输尿管软镜的酶液浸泡

（3）末洗：在流动软化水下清洗镜体。毛刷缓慢一次通过软镜，刷洗2~3次即可。禁止在通道中来回刷洗。然后用注射器冲洗干净软镜管腔，用软布或棉签蘸75%乙醇轻轻擦拭物镜、导光束接口（图15-9、图15-10）。

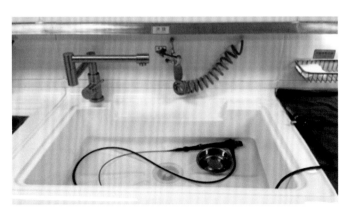

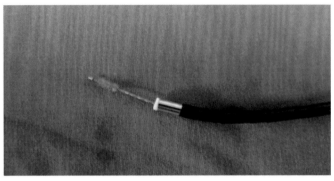

图15-9　输尿管软镜的末洗

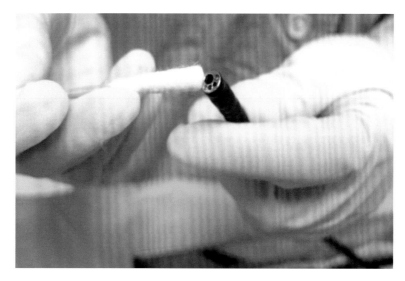

图 15-10　用软布或棉签蘸 75% 乙醇轻轻擦拭物镜、导光束接口

（4）干燥：用干纱布擦干软镜表面的水，用虹吸原理吸干软镜管腔里的水（图 15-11）。

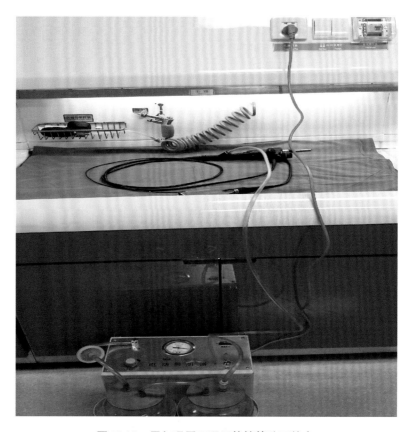

图 15-11　用虹吸原理吸干软镜管腔里的水

第二节　输尿管软镜的灭菌流程与设备

输尿管软镜需常规灭菌,灭菌要严格、规范。输尿管软镜的灭菌应该按厂家指定的方法,不要随意变换灭菌方式。

一、输尿管软镜常用的灭菌方式

（一）2%碱性戊二醛浸泡法

2%戊二醛性质较为稳定,消毒效果好,而且省时、经济、方便,已在临床上广泛应用。大量研究报道,戊二醛是一种高效、广谱、腐蚀性低的高水平消毒剂。浸泡20 min可达到高水平消毒,10 h达到灭菌状态。按照消毒隔离规范,输尿管软镜必须在灭菌状态才能使用。

（二）环氧乙烷灭菌

适用各种内镜及附件的灭菌。环氧乙烷被称为灭菌效果最好的化学灭菌剂,穿透力强,对腔镜器械和内镜的损害小。但是灭菌周期长(12~17 h),易爆,有毒性。

（三）过氧化氢低温等离子灭菌

该灭菌方式安全环保、快速经济。灭菌的两个周期:短循环55 min,长循环75 min。图15-12所示为过氧化氢低温等离子灭菌器。

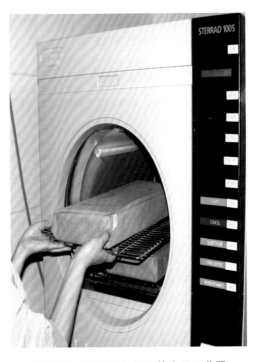

图15-12　过氧化氢低温等离子灭菌器

二、输尿管软镜灭菌注意事项

采用任何灭菌设备需得到软镜厂商确认;不得采用高压蒸汽方法灭菌;进行气体灭菌前,镜子必须完全干燥;气体灭菌或等离子灭菌时,必须扣紧 ETO 帽(图 15-13);软镜须单独打包,不要与其他器械一起灭菌与存放。

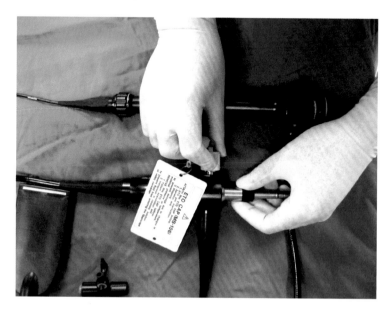

图 15-13　ETO 帽的正确使用

第三节　输尿管软镜的保养

输尿管软镜经清洗灭菌后,最重要的流程是保养,保养时要细心,要有责任心。输尿管软镜是非常精密的仪器,其耐用性差及维修的高成本,限定了其使用价值。在一个紧凑的空间内需要通过相关敏感技术将几件微小的设施布局在里面。手工的方法或自动消毒清洗技术均可用于软镜的清洁。输尿管软镜的清洁技术可能会损坏设备,但是并无研究涉及清洁技术或维护人员的数量会对输尿管软镜的耐用性和功能产生显著影响。

事实上,更多的输尿管软镜损坏,不仅仅是由于外科医生没有细致地操作所致,更多的是由于没有很好地培训软镜的保养人员。既往由于涉及额外的费用,常忽视了软镜保养人员的培训。输尿管软镜的维修费用或更换是巨大的。许多医院为了避免定期保养的服务合同费用,他们放弃了定期保养。事实上,与输尿管软镜维修或更换的费用相比,这样的服务合同的成本较小。根据研究数据显示,进行输尿管软镜的定期保养,可以延长使用周期,使用周期平均 >2 年,而没有定期保养的输尿管软镜使用周期往往 <1 年。根据特定的输尿管软镜,其保养服务涉及以下几点:① 整镜的评估;② 清洗和消毒;③ 通道的刷洗和清洁;④ 输尿管软镜的外件清洗;⑤ 弯曲部的外盖更换;⑥ 术前和术后输尿管软镜泄漏检测;

⑦ 重新调整角度线。

　　如果对镜体进行大修,则包含更换套管组件,安装新的光学和光传输的光纤系统、新的工作通道体系以及一个新的角度系统(弯曲部分)。软镜除了镜体的控制体、导光管和目镜不更换外,其他大部分需更换。当然,此过程也需注意有关输尿管软镜配件的保养。尽量避免扭转或碰碎输尿管软镜套管系统。输尿管软镜应存放在指定的存储柜,并且空间要足够大。输尿管软镜应保存在专用手推车上,避免其他物品置于其上。另外,要避免因输尿管软镜摔落于地而发生损坏。输尿管软镜应每 6 个月定期保养一次。输尿管软镜消毒方法应按生产商的要求进行,切不可随意消毒。一旦发现镜体有问题,就应停止使用并送修,以避免更大的问题发生。镜体的保养也要可追溯,并有责任人负责制。此外,每个输尿管软镜建立一个使用登记本(日期、病人姓名、性别、年龄、住院号、术前诊断、手术名称、操作医师、巡回护士、保养时间)。

参 考 文 献

［1］Gorden A. The history and development of endoscopic surgery［M］∥stutton C, Diamond MP. Endoscopic Surgery for Gynaecologists. London：Saunders, 1993：3.

［2］Bozzini P. Lichtlieter, eine En fi ndung zur Auschschauung innere Theiler und Krankheiten［J］. J der Practischen Arzneykunde und Wunderartzney kunst. 1806,24：107.

［3］Segalas PR. Un moyen d'eclairer uretre et la vessie de maniere a voir dans l'interieur de ces organs［J］. Revue Medicale Francaise et de L'etrangere. 1827,1：157.

［4］Desmormeaux AJ. De l'Endoscopie, instrument proper a' ec lairer certaines cavities interieures de l'economie［J］. Compte rendus de L'Academie des Sciences. 1855,40：692—693.

［5］Margulies DK, Shabot MM. Fiber optic imaging and measurement［M］∥Hunter JG, Sackier JM Minimally Invasive Surgery. New York：McGraw-Hill, 1993：7—141.

［6］Bevan L. The oesophagoscope［J］. Lancet, 1868, 1：470.

［7］Bruck J. Das Urethroscop und Stomatoscop Durch Galvanisches Gluhlict［M］. Breslau：Marushke and Berendt, 1867.

［8］Nitze M. Eine neue Beleuchtungs und Untersuchungs method fur Harnrohre, Harnblase, und Rektum［J］. Wiener Med Wochen. 1879,24：649.

［9］Newell OK. The endoscopic instruments of Joseph Leiter of Vienna and the present development of endoscopy［J］. Boston Med. 1887,117：528.

［10］Gunning JE. The history of laparoscopy［M］∥Phillips JM, Keith L. Gynecological Laparoscopy：Principles and Techniques. New York：Stratton Intercontinental Medical Books, 1974：57—661.

［11］Buerger L. Concerning the armamentarium of the cystoscopist［J］. Am J Urol, 1911,7：1.

［12］Colladon D. On the reflections of a ray of light inside a parabolic liquid stream［J］. Comptes Rendus, 1842,15：800.

［13］Hecht J. In City of Lights：the story of fiber optics［M］. New York：Oxford University Press, 1999.

［14］Tyndall J. On some phenomena connected with the motion of liquids［J］. Proc R Inst Great Britain, 1854,1：446.

［15］Hopkins HH, Kapany NS. A flexible fiber scope, using static scanning［J］. Nature, 1954,17：39.

［16］Hirschowitz BI. A personal history of the fiberscope［J］. Gastroenterology, 1970,

36:864.

[17] Marshall VF. Fiber optics in urology[J]. J Urol, 1964,91:110.

[18] Takagi T, Go T, Takayasu H, Aso Y. A small-caliber fiberscope for visualization of urinary tract, biliary tract, and spinal canal[J]. Surgery, 1968,64:1033.

[19] Takagi T. Fiberoptic pyeloureteroscope[J]. Surgery,1971,70:661.

[20] Goodman TM. Ureteroscopy with pediatric cystoscope in adults[J]. Urology,1977, 9:394.

[21] Carey RI Martin CJ, Knego JR. Prospective evaluation of refurbished flexible ureteroscope durability seen in a large public tertiary care center with multiple surgeons[J]. Urology, 2014, 84(1):42—45.

[22] Khan F, Mukhtar S, Marsh H, et al. Evaluation of the pressure leak test in increasing the lifespan of flexible ureteroscopes[J]. Int J Clin Pract, 2013,67(10):1040—1043.

[23] Multescu R, Geavlete B, Georgescu D, et al. Conventional fiberoptic flexible ureteroscope versus fourth generation digital flexible ureteroscope: a critical comparison[J]. J Endourol, 2010,24(1):17—21.

[24] Xavier KI, Hruby GW, Kelly CR, et al. Clinical evaluation of efficacy of novel optically activated digital endoscope protection system against laser energy damage[J]. Urology, 2009,73(1):37—40.

[25] Sooriakumaran PI, Kaba R, Andrews HO, et al. Evaluation of the mechanisms of damage to flexible ureteroscopes and suggestions for ureteroscope preservation[J]. Asian J Androl, 2005,7(4):433—438.

[26] Scoffone CM, Cracco CM, Cossu M,et al. Endoscopic combined intrarenal surgery in galdakao-modified supine valdivia position: a new standard for percutaneous nephrolithotomy[J]. Eur Urol, 2008,54(6):1393—1403.

[27] 卢剑,肖春雷,张树栋,等.新型组合式输尿管软镜治疗上尿路结石的初步体会 [J].中国微创外科杂志:2010(10)06:517—519.

[28] 孙莉娟.输尿管软镜下钬激光碎石术的护理配合[J].实用临床医药杂志,2011,14 (15):108—109.

[29] 孙永骞,侯海军,吉正国,等.新型组合式输尿管软镜联合钬激光治疗上尿路结石 30例报告[J].现代泌尿外科杂志,2013,18(1):43—45.

[30] 高小峰,李凌.输尿管软镜在肾结石治疗中的应用[J].现代泌尿外科杂志,2011, 16(9):387—398.

[31] 刘泉,徐留玉,李顺,等.电子输尿管软镜下钬激光碎石术治疗上尿路结石疗效观 察[J].山东医药,2014,54(6):84—85.

[32] 钟爱英.组合式输尿管软镜钬激光碎石术的手术配合[J].中国微创外科杂志, 2012,12(7):670—671.

[33] 孙颖浩,戚晓升,王林辉,等.输尿管软镜下钬激光碎石术治疗肾结石(附51例报 告)[J].中华泌尿外科杂志,2002,23(11):681—682.

[34] Albala DM, Assimos DG, Clayman RV, et al. Lower pole I: A prospective, randomized trial of ESWL and PCNL for lower pole nepphrolithiasis-initial results [J]. J Urol, 2001, 166: 2072—2080.

[35] Sampaio FJ, Aragao AH. Limitations of ESWL for lower caliceal stones; anatomic insight [J]. J Endourol, 1994, 8: 241—247.

[36] Sampaio FJ, Aragao AH. Inferior pole collecting system anatomy: its probable role in extracorporeal shockwave lithotripsy [J]. J Urol, 1992, 47: 322—324.

[37] Berkan Resorlu, Ural Oguz, Eylem Burcu Resorlu, et al. The impact of pelvicaliceal anatomy on the success of retrograde intrarenal surgery in patients with lower pole renal stones [J]. Urology, 2012, 79 (1): 60—66.

[38] Elbahnasy AM, Clayman RV, Shalhav AL, et al. Lower-pole caliceal stone clearance after shockwave lithotripsy, percutaneous nephrolithotomy, and flexible ureteroscopy: impact of radiographic spatial anatomy [J]. J Endourol, 1998, 12:113—119.

[39] Elbahnasy AM, Shalhav AL, Hoenig DM, et al. Lower caliceal stone clearance after shock wave lithotripsy or ureteroscopy: the impact of lower pole radiographic anatomy [J]. J Urol, 1998, 159:676—682.

[40] Schuster TG, Hollenbeck BK, Faerber GJ, et al. Treatment of lower pole calculi: comparison of lithotripsy in displacement [J]. J Urol, 2002, 168: 43—45.

[41] Shah HN. Retrograde intrarenal surgery for lower pole renal calculi smaller than one centimeter [J]. Indian J Urol, 2008, 24: 544—550.

[42] Skolarikos AA, Papatsoris AG, Mitsogiannis IC, et al. Current status of ureteroscopic treatment for urolithiasis [J]. Int J Urol 2009, 16:713—717.

[43] Kumar PVS, Joshi HB, Keeley FX, et al. An acute infundibulopelvic angle predicts failure of flexible ureteroscopy for lower calyceal stones [J]. J Urol, 2000, 163:339.

[44] Grasso M, Ficazzola M. Retrograde ureteropyeloscopy for lower pole caliceal calculi [J]. J Urol, 1999, 162:1904—1908.

[45] Tasca A, Bucholz NP. Treatment of small lower pole renal calculi: ESWL vs. URS vs. PNL [J]. Arch Ital Urol Androl, 2011, 83: 6—9.

[46] Desai MR, Raghunath SK, Manohar T, et al. Lower caliceal stone clearance index to predict clearance of stone after SWL [J]. J Endourol, 2006, 20:248—51.

[47] Pace KT, Weir MJ, Harju M, et al. Individual patient variation and inter-rater reliability of lower calyceal infundibular width on routine intravenous pyelography [J]. BJU Int, 2003, 92:607—609.

[48] Rachid Filho D, Favorito LA, Costa WS, et al. Kidney lower pole pelvicaliceal anatomy: comparative analysis between intravenous urogram and three-dimensional helical computed tomography [J]. 2009, 23:2035—2040.

[49] Sampaio FJ. Renal collecting system anatomy: Its possible role in the effectiveness of renal stone treatment [J]. Curr Opin Urol, 2001, 11:359—366.

［50］ Grasso M, Ficazzola M. Retrograde ureteropyeloscopy for lower pole caliceal calculi ［J］. J Urol, 1999,162:1904—1908.

［51］ Coll DM, Uzzo RG, Herts BR, et al. 3-dimensional volume rendered computed tomography for preoperative evaluation and intraoperative treatment of patients undergoing nephron sparing surgery［J］. J Urol,1999,161:1097—1102.

［52］ Herts BR. Helical CT and CT angiography for the identification of crossing vessels at the ureteropelvic junction［J］. Urol Clin North Am, 1998,25:259—269.

［53］ Pfister C, Thoumas D, Simon I, et al. Value of helical CT scan in the preoperative assessment of the ureteropelvic junction syndrome［J］. Prog Urol ,1997,7:594—599.

［54］ Al-Qahtani FN, Ali GA, Kamal BA ,et al. Study of pelvicaliceal anatomy by helical computed tomography. Is it feasible? 2003, 24:1337—1340.

［55］ Zomorrodi A, Buhluli A, Fathi S. Anatomy of the collecting system of lower pole of the kidney in patients with a single renal stone: a comparative study with individuals with normal kidneys［J］. Saudi J Kidney Dis Transpl, 2010,21: 666—672.

［56］ Yuruk E, Binbay M, Sari E, et al. A prospective, randomized trial of management for asymptomatic lower pole calculi［J］. J Urol, 2010, 183: 1424—1428.

［57］ 郭应禄,周利群主译.坎贝尔—沃尔什泌尿外科学［M］9 版.北京:北京大学医学出版社,2009.

［58］ Smith AD, Badlani G, Preminger GM, et al. Smith's Textbook of Endourology［M］. 3rd Ed. Wiley-Blackwell, 2011.

［59］ 徐群渊主译. 格氏解剖学——临床实践的解剖学基础［M］. 39 版. 北京:北京大学医学出版社, 2008.

［60］ Dunnick NR, Sandler CM, Newhouse JH, et al. Textbook of Uroradiology［M］. 4rd Ed. Lippincott Williams & Wilkins, 2008.

［61］ 那彦群,郭震华.实用泌尿外科学［M］.北京:人民卫生出版社,2009:178.

［62］ 程跃,施小东,胡嘉盛,等.电子输尿管软镜下钬激光碎石术［J］.中国内镜杂志, 2011,2:212.

［63］ 李文慧,盛永利,于红艳,等.钬激光碎石治疗泌尿系结石手术配合［J］.齐齐哈尔医学院学报,2007,20:2525.

［64］ 邱铃.多通道经皮肾输尿管镜取石术治疗复杂肾结石的护理［J］.中华护理杂志, 2003,38(7):539—540.

［65］ Joseph A Graversen, Oscar M. Valderrama, Ruslan Korets, et al. The effect of extralumenal safety wires on ureteral injury and insertion force of ureteral access sheaths: evaluation using an ex vivo porcine mode［J］. Urology, 2012, 79 (5): 1011—1015.

［66］ James O L'esperance, Wesley O Ekeruo, Charles D. Scales, Jr, et al. Effect of ureteral access sheath on stone-free rates in patients undergoing ureteroscopic management of renal calculi urology, 2005, 66(2):252—255.

［67］ Saeed. M. Al-Qahtani, Julien Letendre, Alexandre Thomas. Which ureteral access sheath is compatible with your flexible ureteroscope[J]. J Endourol, 2014, 28(3):286—290.

[68] Bilgasem S, Pace KT, Dyer S, et al. Removal of asymptomatic ipsilateral renal stones following rigid ureteroscopy for ureteral stones[J]. J Endourol, 2003, 17(6):397—400.

[69] Chow GK, Patterson DE, Blute ML, et al. Ureteroscopy: effect of technology and technique on clinical practice[J]. J Urol, 2003, 170(1):99—102.

[70] Schuster TG, Hollenbeck BK, Faerber GJ, et al. Reteroscopic treatment of lower pole calculi: comparison of lithotripsy in situ and after displacement[J]. J Urol, 2002, 168(1): 43—45.

[71] Sofer M, Watterson JD, Wollin TA, et al. Holmium:YAG laser lithotripsy for upper urinary tract calculi in 598 patients[J]. J Urol, 2002, 167(1):31—34.

[72] Gaetan Berquet, Paul Prunel, Gre gory Verhoest. The use of a ureteral access sheath does not improve stone-free rate after ureteroscopy for upper urinary tract stones[J]. World J Urol, 2014, 32:229—232.

[73] L'esperance JO, Ekeruo WO, Scales Jr CD, et al. Effect of ureteral access sheath on stone-free rates in patients undergoing ureteroscopic management of renal calculi[J]. Urology, 2005, 66(2): 252—255.

[74] Schwalb DM, Eshghi M, Davidian M, et al. Orphological and physiological changes in the urinary tract associated with ureteral dilation and ureteropyeloscopy: an experimental study [J]. J Urol, 1993, 149(6):1576—1585.

[75] Rehman J, Monga M, Landman J, et al. Characterization of intrapelvic pressure during ureteropyeloscopy with ureteral access sheaths[J]. Urology, 2003, 61(4):713—718.

[76] RassweilerJ, RennerC, EisenbergerF. The management of complex renal stones[J]. BJU Int, 2000,86:919—928.

[77] Stephen M, Erik H, Anup PM. First digital flexible ureterorenscopy: initial experience [J]. Endourol, 2008,22(1):47—49.

[78] Sooriakumaran P, Kaba R, Andrews HO, et al. Evaluation of mechanisms of damage to flexible ureteroscopes and suggestions for ureteroscope preservation[J]. Asian J Andron, 2005, 7(4):433—438.

[79] Brian KA,Paul K,Costas DL,et al. Ureteral access sheath provides protection against elevated renal pressure during routine flexible ureteroscopic stone mainpulation[J]. Endourol, 2004,18(1):33—36.